小林医师变美私教课

变美，做对一次
不如一次做对

林立荃◎著

中国纺织出版社

图书在版编目（CIP）数据

小林医师变美私教课：变美，做对一次不如一次做
对 / 林立荃著. -- 北京：中国纺织出版社，2019.10
ISBN 978-7-5180-6147-1

Ⅰ. ①小… Ⅱ. ①林… Ⅲ. ①美容－整形外科学
Ⅳ. ①R622

中国版本图书馆CIP数据核字（2019）第077487号

著作权合同登记号：图字：01-2019-3565

策划编辑：舒文慧　　特约编辑：吕　倩　　责任校对：江思飞　　责任印制：王艳丽

中国纺织出版社出版发行
地址：北京市朝阳区百子湾东里 A407 号楼　邮政编码：100124
销售电话：010-67004422　传真：010-87155801
http://www.c-textilep.com
E-mail: faxing@c-textilep.com
中国纺织出版社天猫旗舰店
官方微博 http://weibo.com/2119887771
北京君升印刷有限公司印刷　各地新华书店经销
2019 年 10 月第 1 版第 1 次印刷
开本:710×1000　1/16　印张:16.25
字数：125 千字　定价：68.00 元

　　林立荃医师的《小林医师变美私教课：变美，做对一次不如一次做对》一书出版，我由衷替他感到喜悦，也为美业从业人员和爱美人士感到高兴。这本书可谓给现今的美容医学注入了一股清流。

　　近年来人们对微整形接受度普遍提高，在进行微整形之前的评估和思考便显得越发重要。而这本书正是从顾客的角度，提供专业的建议，缩小心理预期与实际执行效果的差距，达到"真的改变、真的有效"的目的。

　　我认识林医师多年，他取得了皮肤病学硕士学位，目前正攻读博士学位。期间，林医师表现优异，多次发表相关研究心得，热衷学术和临床的结合，在专业领域孜孜不倦地钻研。在讲座的互动中，他的谦卑和幽默会让每位跟他接触的人倍感轻松。对"人本"的思考和重视，让他在专业的发挥上，能更好地聆听和贴近顾客。

林医师从业近 20 年，累积了丰富的经验及良好的口碑。他不断从技术上精进，并仍不忘初心，还在进一步发挥影响力，出书鼓励美业从业者及想要变美的人士，正确地认识微整形，整体思考后再做决定。

变美、变好，是人人所期盼的，在一窝蜂追求微整形、期待微整形能快速改变现状的时代，林医师的书综合了他深厚的学养与经验，以及对人的尊重与关怀，相信能帮助更多人，用智慧改变自己。

杨森 教授
安徽省中华医学会美容分会主委

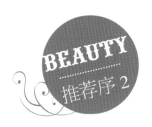

很荣幸收到立荃医师的著作《小林医师变美私教课：变美，做对一次不如一次做对》。在反复阅读的过程中，时刻感受到其字里行间透射出对美业领域的热爱与执着，不禁联想到立荃医师平时工作中那份严谨求实的态度，作为同行，着实为他骄傲。

本书通过四个章节，深入浅出，通俗易懂地阐述了从业者、求美者在美容过程中各自需要的、明确的信息点，通过详实的临床案例以及东西方文化的差异分析，剖析中国求美者理性求美的注意事项，表达了一位医学美容从业者敞心交流，谦卑学习，注重售后，回归医疗的境界与格局。

　　立荃医师的著作凝聚了他丰富的学识与经验，充分诠释了以人为本，回归医疗本质的"真""善""美"，是一本供初学者以及不断充电汲取养分的同行们参考学习的范本，希望本书能够帮助到更多的美业从业人员以及求美读者。

孙中生教授

广东省第二人民医院整形外科

　　近年来，医学美容在世界各国蓬勃发展，中国的发展速度尤为迅猛，不论是在中国大陆还是台湾地区，都逐渐成为一个热点。由于媒体及广告的过度渲染，很多医美从业人士以及求美者，对医学美容的效果有错误的观念或不切实际的期待。其实，无论技术怎么进步，大家也不应忽视最基本的护肤保养，例如：防晒、保湿……很多求美者花了大价钱进行光电仪器治疗，回家却疏于保养或根本不保养。有些人防晒霜一天只擦一到两次，这会使医疗美容的效果大打折扣。

　　很高兴看到立荃医师的大作出版，他在书中对医学美容的各领域，包括仪器、材料、治疗方法及皮肤保养等，都做了详尽的介绍，内容深入浅出，可谓一本全方位的医学美容常识书籍。其幽默而亲切的文风，让人看了欲罢不能，一口气就想读完。

　　更可贵的是，本书不只从医师的专业角度来探讨医学美容，同时也站在求美者的立场给予实用的建议，做治疗前，一定要考量"做皮肤所需要的，不是求美者自己想要的"。很多爱美人士受到媒体影响或追求流行，没有经过医师评估就直接要求做某种医美治疗，或是拿着某位明星照片来要求医师把他（她）的某部位打造成跟明星一样。此时，医师必须体现其专业性，对不合理之处予以拒绝。

作为医学美容的资深执业医师，林医师积累了大量的案例，临床经验丰富。为了提升自己的学术专业能力，林医师还考取了安徽医科大学皮肤病学硕士学位，目前正在攻读博士学位。理论与实践的结合，让林医师的医学水平不断精进，这将惠及更多的求美者。

逢此大作出版之前，本人有幸一睹此书，并乐为之序。

曾汉棋 医师
中国台湾美容医学医学会理事长

BEAUTY

推荐序 4

　　很开心昔日曾与我一起合作学术研究的立荃医师，出版了这本以顾客为中心的好书。我在美容教育界服务二十多年，见证了中国台湾地区美容医学诊所的诞生、复制、转型到蓬勃发展，非常乐见透过整合医疗服务的方式，让想抗老化或逆龄生长的人们有了正确且健康的渠道。然而，十几年来由于利之所趋，一些从业者随意复制美容医学的效应，广告诉求更是五花八门。许多从事一线教学的老师们自知，只有更用心地栽培有职业道德的专业美容师，才能稍加平衡部分唯利是图从业者的不当营销手法，从而让顾客的权益得到保障。同时期待，专业知识与经验皆丰富的医师或相关从业人员能著书立说，引导顾客的真正需求，获得最佳满意回馈的路径。

　　顾客有权力要求从业者提升服务水平，而从业者也有义务在专业上精益求精，把令人变美的服务做好做对，共同让市场上"找对"美容医学中心算运气，找对医师算是"有缘的际遇"这类讽刺服务质量的话成为过去式，使国内的美容医学市场更健康蓬勃地发展。由于市场竞争激烈，近来许多美容医学从业者，除了将门面装潢成五星级的炫丽效果，更是在各种软件、疗程仪器上砸下巨资。无非是希望顾客相信，只要推开大门，勇于体验最新的科技与服务，"变美"指日可待。面对五花八门的疗程、广告，甚至电视购物的包装刺激，立荃医师在书中再三提醒，从业者要能够换位思考，引导顾客多比较与收集信息，确切了解自己的需求后，再放心地与有缘的专业医师讨论采取何种恰当的措施，而非一味地被诊所正在促销的疗程所魅惑，或者仅追求时尚进口仪器夸大的"神效"。

非常开心能率先拜读立荃医师的巨作，书中结合了其个人近 20 年的临床经验与一贯严谨的学术研究精神，殷切地期望此书能帮助从业人员通过轻松阅读，提升专业服务技能，让爱美又怕受伤害的顾客，避免被过度营销的神乎奇技所魅惑，明确知道自己需要哪些"变美"的观念与方法。

我始终坚信，在美容医学的天地里，没有名医，只有以"个案为第一"的医疗互动，才能绽放出美容医学专业的五星级光芒，获得最高的顾客满意度。

黄宜纯 博士
中国台湾台中科技大学美容系教授兼健康学院院长
中国台湾芳疗保健学会理事长

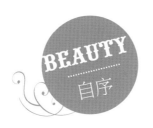

　　投身医疗美容领域已近 20 载，多年来面对各式各样的美容咨询问题、五花八门的想法，其本质不外乎"我该如何变美，该怎么美容，该接受什么光疗或激光疗法，该做什么整形？"无论我回答的方式再怎么深入浅出、多样化，重点只有一个，就是"要对自己的皮肤负责任"。

　　我喜欢把顾客当朋友，从闲谈中了解他们的个性，如此给予的疗程建议才更贴近他们的需求。我发现，有些事业有成的求美者，在进行名车买卖或房地产投资前，都愿意充分研究、调查分析，将投资风险降到最低，但当他们来到院所进行美容疗程时，我问起这样做的原因，他们却几乎回答不出来。

　　宁愿花时间认真钻研投资领域，却不愿花一点功夫了解所谓的美容疗程是否适合自己，皮肤能否承受，完全把自己重要的"面子"问题丢给医师全权处理，这是一种不负责任的行为。

　　我经常对他们说："皮肤不会说话，但如果皮肤会说话，它最想对你说的是做你皮肤需要的，不是只做你想要的。"

　　如何选择皮肤需要的疗程？最基本的准则就是保留"个人独特的自然美"，而不是看到什么就做什么，把自己变得面目全非。进行任何的美容疗程前，一定要有非常清楚的认知——"个人独特的自然美"是最理想和正确的变美标准。凡是超越这个标准的要求，都必须深入了解其要求背后的心理期待和真正动机。

　　皮肤就像一张画布，要绘制出美丽的脸庞，画布的质感和后续的保存方式是关键。我认为，美丽首重"美容保养"，必须下功夫学会皮肤和身体的保养，这一点马虎不得。

　　此外，不同年龄阶段的皮肤需求也有差异，年轻的油性肌肤和熟龄的松弛肌肤本该各自对症下药，加上季节变换的影响，保养方式势必不

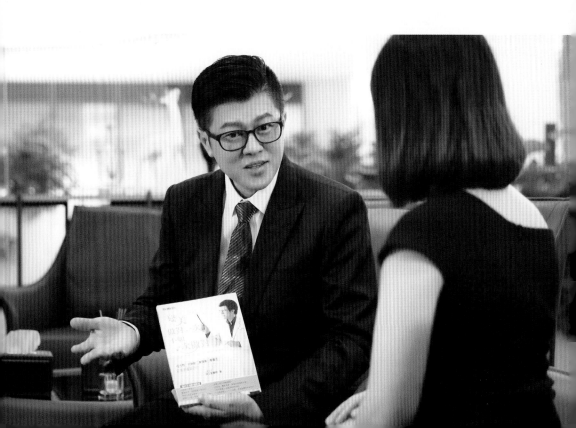

能一招走天下，要妥善调整和使用保养品。

美容相关的书籍非常多，写这本书的用意，是希望从业者认清真正适合顾客的美容项目，是美容保养、医学美容、美容医学，还是医疗整形？引导顾客不要被牵着鼻子走，走太多冤枉路，做不必要的疗程。

同时首度正式公开已临床实践多年、从基础护肤保养出发的两种美容疗程——"定格美颜"和"SD美颜"。借由温和的补充，强化皮肤的自愈功能，突破传统护肤保养的障碍和不足，让保养效果提升到更高的层次。

即使科技进步，美容仍不能完全仰赖医疗，日常皮肤的调理、养护和美容同等重要，须由美容师与医师共同完成，不应忽略最基本的护肤美容。在此，我向默默辛苦耕耘的美容老师们致敬，期待本书中"整体性、功能性美容"的重要观念，可以让美容界和医疗界共同携手，引导爱美的顾客，正确踏入安全有效的美容殿堂。

本书在中国台湾地区面市以来，多次再版，如今与大陆读者见面，我内心充满感激，也欣慰万分。感激的是，我所倡导的"极、光、美、学"四大领域的美学理念，随着医疗美容行业的进步和科技的发展，得到了更多的认同，理论更完备，功效更明晰，对爱美人士更有助益。欣慰的是，"变美，做对一次不如一次做对"等理念的呼吁，经过多年的实践与推广，不仅得到许多爱美人士的认同和赞许，也影响了医疗美容行业的专业医师以及美容行业的朋友们，更严谨地看待"变美"这个发展速度突飞猛进的产业，德术口碑，回归医疗。

林立荃（小林医师）

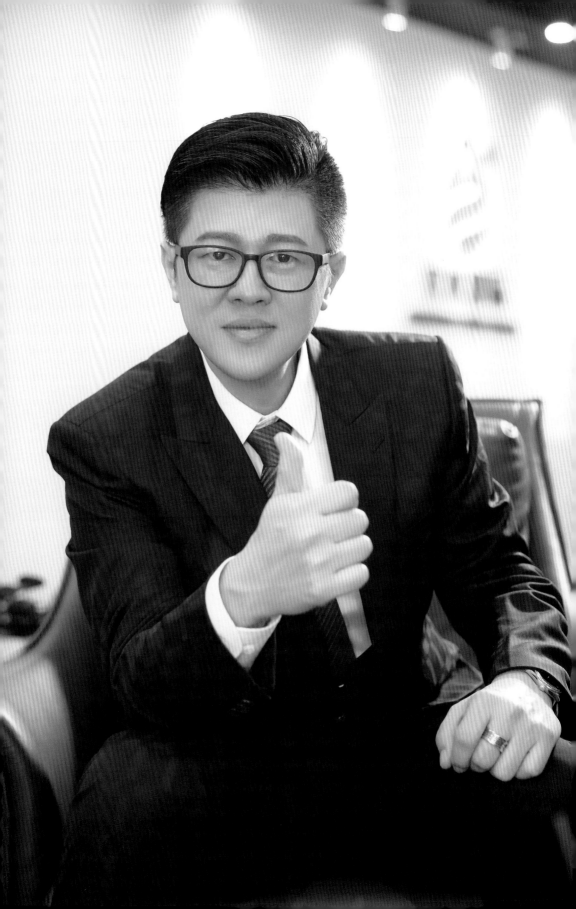

BEAUTY

目录

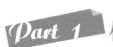 极微雕——不开刀变美的实操方法

如何让顾客在安全、健康的情况下保持独特的自然美?

用极微少的医疗调整就可以做到!

不开刀也能为脸部轮廓整体加分,并长期维持。

Part 2 光热能——日常保养升级术

如何让顾客日常的保养更显成效？适当的光热疗，
能够恰当补充皮肤修护的不足，为健康与美丽加分！

Part 3 美微素——深度呵护皮肤实操指导

想让皮肤得到深度滋养
还需要适当地为皮肤注入所需的微少元素。

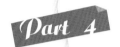 **学优活——美丽使者养成记**

过高品质的简单生活，拥有无负担的轻盈体态，
享受"身心灵智"的美丽人生。

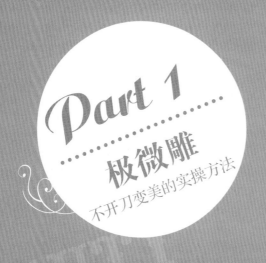

Part 1

极微雕

不开刀变美的实操方法

如何让顾客在安全、健康的情况下保持独特的自然美？
用极微少的医疗调整就可以做到！
不开刀也能为脸部轮廓整体加分，并长期维持。

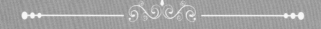

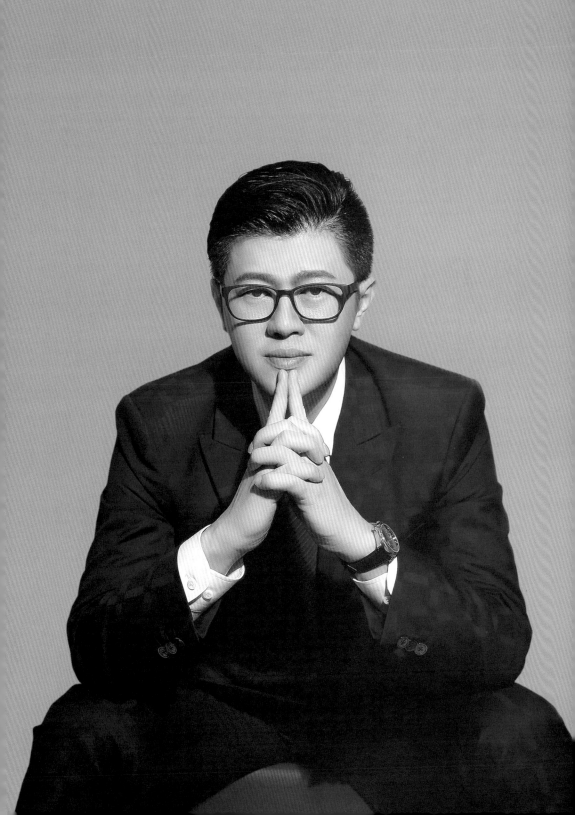

立马颠覆：

顾客一进诊所，就"指定"要做某个疗程，怎么办？

拿着明星的照片来叫医师照抄，就能复制同样的效果？

美业从业者不时会遇到这样的顾客，他们一上来就指明要做某个项目，或者拿出手机、杂志，指着上面的明星照片笃定道："我要整成这样的脸！"而完全不顾那张"明星脸"是否对自己的脸部轮廓以及形象、气质真的有参考价值。

这让我想起小时候看过的一则《老夫子》漫画，有一天，老夫子抽到了一个大奖，那是一盏价值不菲、华丽绝美的水晶大吊灯。照常理而言，得到这个奖，他一定高兴极了！但下一格出现的画面却是——吊灯挂在一

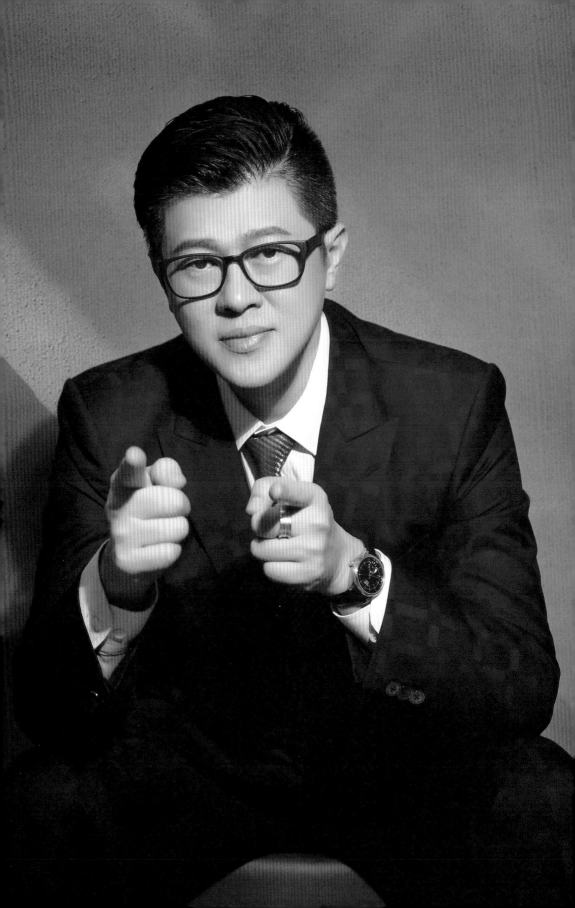

间破屋子的天花板上，无门无窗，老夫子蜷缩着身体坐在吊灯下，吹着冷风。

有时候，顾客武断的要求，听起来就像那盏陋室内的水晶灯，有失协调，怎么看都别扭！

多年前，第一次遇到顾客要求在颧骨上种下两颗跟某明星企业家夫人一样的"苹果"时，我当真是一愣："这位夫人是何方神圣？"

"就是她呀！"顾客指着她带来的《壹周刊》内页，要求苹果肌和这位夫人一样。

我当时愕然！以专业角度来看，这位夫人的脸型天生就长度短、宽度阔、骨架偏圆，这样的脸型确实适合明显的苹果肌。但我仔细端详了一下顾客，她是标准的长窄脸，和那位夫人的脸大相径庭。

再如国内一线某美艳型女星，有着高挺且略带鹰勾的鼻子，锥形尖锐的下巴，这样的脸型很久以前即造成轰动，不少顾客点名要做成她的脸。但她们都忽略了一个重点：这位女星天生拥有一张倒三角形的脸，眼型又属于丹凤眼，她的"基本盘"衬得起那样的鼻子和下巴。

但其他人呢？

把美艳型的五官摆在清秀型的脸蛋上非常诡异，而将苹果肌摆在长窄脸上，也丝毫展现不出甜美可爱的感觉。

有些人甘愿为此开刀手术大整特整，但过度整形的后果就是，即使非整形外科的专科医师，也能一眼看穿脸部曾经整过形，这种境况令人非常尴尬。

大部分人并不了解自己适合什么、需要什么，很容易将媒体锅里大

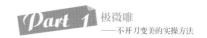

火炒红的面孔视作自己脸庞重生的"缪斯女神"，即使医师提出专业的建议，她们还是要坚持变成某人的脸。因此，一个鼻梁塌的顾客，苹果肌都垫得像面包超人了，却不想垫鼻子；而一个下巴后缩的顾客，宁愿要一个电影《阿凡达》里纳美人的大鼻子，却怎样也不想垫下巴。

其实，每个人都有与生俱来的特质与美感。之所以首倡"极微雕"的理念，就是要引导顾客保持个人特质为前提，帮其打造出具有"辨识

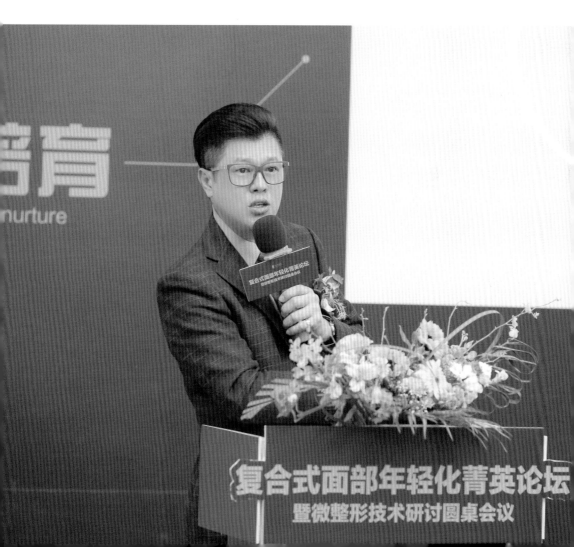

度"的美。而不是现在流行微晶瓷，就一定要隆鼻；流行苹果肌，就一定要苹果肌，不管自己的皮肤及脸型到底适不适合，需不需要；更有甚者，像韩国选美一样，参选佳丽一字排开，却全部"撞脸"！这样的美毫无个人魅力可言，只会令人鸡皮疙瘩掉满地！清水出芙蓉，天然去雕饰。东方的美学中向来崇尚自然的独特美感，而这正是我们美业努力的方向。

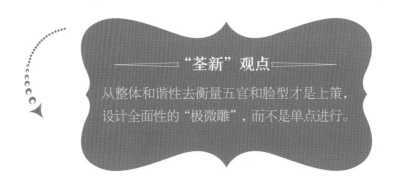

—— "荃新"观点 ——

从整体和谐性去衡量五官和脸型才是上策，
设计全面性的"极微雕"，而不是单点进行。

头痛医头、脚痛医脚，甚至挖东墙补西墙，用这些观念和做法来整形，很容易让顾客丧失自己的特色。只有循序渐进、全面衡量，正确给予皮肤需要的元素，使皮肤提升并自愈到年轻健康的状态，才是"极微雕"的终极目标。

因此，在选择疗程前，请引导顾客先关上电视、合上杂志，站在镜子面前，好好观察自己的整张脸，不要再被媒体洗脑，认定只有某个名人的外形才是美的标准，也不要随意鼓吹明星疗程让其照单全收。你要做的是，帮助顾客变得更美，而不是将其变得跟别人一模一样！

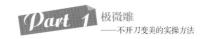

　　如果遇到顾客"指定"医师要为其做某个疗程，请引导她听从专业医师的建议和意见。通过和医师充分沟通，拟定"极微雕"的整体对策。而不是这次在眼周做个 A 疗程、下次听说疗程 B 很红，再来个 B 疗程，完全没有考虑到自己五官与脸型的天生结构。结果，一补再补，愈补漏洞愈大，医学美容变成了"填补业"，更别提皮肤是否得到"修护"了。

极微雕的终极目标，即形成皮肤的正循环：

1. 抗老化

只补充，不填充，修护皮肤的支撑点，有效提拉。

2. 好肤质

皮肤紧实后，循环变好，再搭配光热能的温和刺激，补充"美微素"，即皮肤美容所需要的微少元素，进而让肤质得到提升，好气色自然来。

3. 独特美

依照个人先天的脸型条件，全面而整体地进行修饰，雕琢出个人的独特美感。

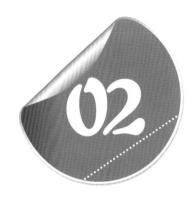

立马颠覆：

做顾客的皮肤需要的，而不是他们的脑袋想要的。

在信息爆炸的时代，太多的新科技和即时分享工具给人们带来了极大的诱惑。很多顾客看着别人打玻尿酸、打肉毒杆菌素、埋线、隆鼻、开眼角好像都很好看，自己也很想去尝试。

然而，这些都是顾客自己在"想"！他们只能看到自己皮肤的表面，并不知道"面子"底下到底发生了什么。

于是，在顾客的种种要求下，美业顾问们乐此不疲地帮他们"凹哪里补哪里，有皱纹猛拉提"。但这样的做法真的是对顾客负责吗？

其实，这就像房子哪儿漏水就补哪儿一样，没有从整体的宏观角度来看，可能多做了一些无用的修补，也

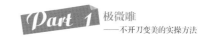

可能补过了头，更难回头。

美容保养的最终目的是为了冻龄、延缓老化，甚至是保有如婴儿般吹弹可破的肌肤，青春永驻。

然而，青春永驻没有一定的公式，对某人有效的方法，并不一定适合其他人。因此，引导顾客树立正确的消费理念是一件非常重要的事，告诉她们："做你的皮肤需要的，而不是你的脑袋想要的。"

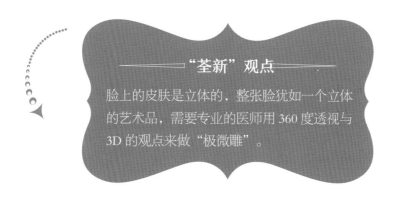

———"荃新"观点———

脸上的皮肤是立体的，整张脸犹如一个立体的艺术品，需要专业的医师用 360 度透视与 3D 的观点来做"极微雕"。

想要顾客知道自己的皮肤到底需要什么，就要由专业的医疗团队帮他们聆听皮肤的"诉说"。能提供高品质服务的医师，仅仅受过专业医学训练还不够，必须临床经验丰富、审美水准高，才能根据顾客不同的脸型、肤质、肤况，制定精确的"极微雕"疗程。

顾客之所以找到我们美业从业者，无外乎两个需求，一是美丽的需求，一是健康的需求。如果两者兼得，她会格外感谢你。

美业的发展趋势与顾客的需求是齐头并进的。这就要求我们从业者

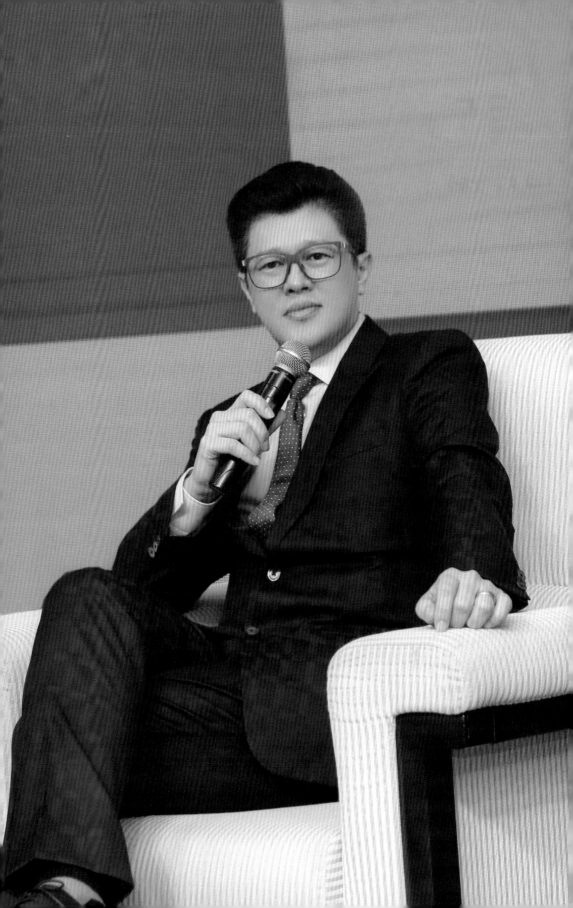

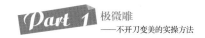

与时俱进，知道行业发展的趋势在哪里，顾客的真实需求又在哪里。

从整个亚洲，乃至全球美容业的流行趋势来看，之前大家只知道开刀，做微整，打针，而很少进行全面的思考。我们为顾客服务，首先要将其视为一个整体。顾客来到我们面前，她是完完整整一个人，我们不是在她脸上、身上动一点手脚，就可以满足她爱美的需求。几年前，这样讲的话，可能会被人质疑。当时的一些从业者认为："我们在为顾客着想啊，打针就是让她好看，打针就能变网红脸，打针就可以当明星。"但是，现在的消费者已经成长。再拿以前的理念来服务，就达不到预期的顾客满意度。

美业从业者需要从内心整体、全面地对顾客进行回馈，她才会满意。所以，除了知道不开刀、自然美之外，还要知道后面有一个非常专业的团队在系统性地服务。需要对顾客进行充分的了解、一系列的咨询，制定一套完整的系统，不断地演练、调整，让顾客在操作以前了解到她需要什么，为什么这么做，多年来的案例分析学习以及经验的积累是如何应用到实践中的。

比如，某种针剂或者某种材料，在顾客的脸上做一些所谓的调整，它代表的不仅仅是经验跟技术，而是一群人、一个团队、一个系统给她打造未来的趋势。也就是说，这个项目做了以后，不会只是当下满意，她会越来越满意，越来越喜欢和自信，以后要做的项目，应该会越来越少，只要去维护就好。这就是极光美学要达到的目标。

现在的趋势已经从做手术过渡到非手术的微整形，那么消费者的情况也在悄然发生变化。很多人对美业的庞大市场很乐观，经常拿一些数据来鼓舞士气。比如，中国整形美容协会统计，2014 年中国刚刚起步的整容手术业市场规模大约 4000 亿元，700 多万人（主要是年轻女性）进行了整容手术，前往韩国进行整形美容手术的大约有 6 万多人次，比 2013 年增加了 45%。某行业组织预估，到 2019 年，中国的整容手术业规模将扩大一倍，达到 8000 亿元，成为世界第三大整容市场。

权且不论这些数字准确与否，我们身边就有越来越多的人希望借助医疗美容的途径来变美，这是无法回避的事实。社交媒体推波助澜，促使人们用更"挑剔"的眼光来审视自己的形象。

在整形美容的起步期，很多人都跑到韩国去整形。结果，成功的长得一模一样，失败的惨不忍睹，备受打击。其中，有一些人常常找到我，帮她们做调整和修复，让她们看起来再次像一个正常人。

帮助更多人变美，是美业的一个发展趋势。但在这个趋势下，我们的消费者也在觉醒，她们越来越知道自己要什么，她们不想把自己变成跟别人一模一样，而且要做自己。

如果要描述一下未来的消费者，那么他们是不会盲从，更有主见，不是你讲什么，她就听什么，任人牵着鼻子走，但他们会更尊重专业人士。从现在的消费者就可见一斑。其中，高学历、文化品味高的年轻女性居多，她们来咨询之前，会查资料，懂得去比较，知道什么是好的意见，什么建议有失偏颇。

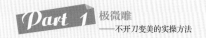

消费者的成长必然敦促美业从业者更加精进，不再是打造一模一样的脸，更要避免一些惨不忍睹的医疗事故，要对消费者负责，也要教会他们对自己负责，这是我们要坚守的道德底线。

消费者的变化：

1.高学历、高素质、高品位；

2.以面部跟身体的雕塑为主，而不是改造；

3.专注于专业、经验和安全。

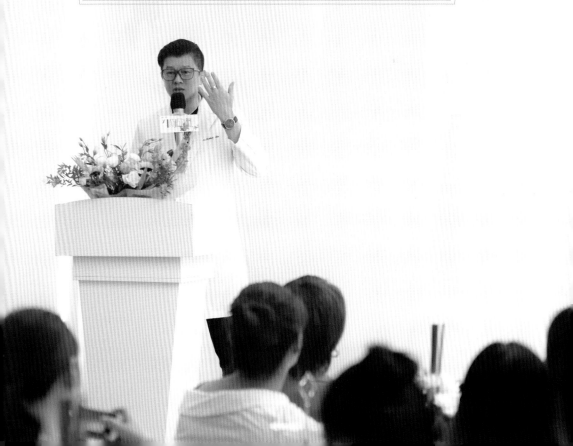

立马颠覆：

25 岁后，不管顾客再怎么努力涂抹保养品，也突破不了许多瓶颈。

袅娜少女羞，岁月无忧愁，二八芳华仿佛可以尽情挥洒。但不经意间，成长的年轮就指向了 25 岁。曾经的少女虽依然"人面桃花相映红"，却在梳妆打扮，"对镜贴花黄"之际，发现脸上居然有了一丝岁月的痕迹，不禁自问："我的皮肤怎么了？"

其实，皮肤真的好辛苦！除了面对不可逆的岁月、地心引力，还必须对抗污浊的空气、不良的生活习惯等诸多因素。皮肤既要恪尽职守，尽到保护我们的天职，还身负重任，做到守住我们的"青春"。

但美女的脸型从"红心"变成"黑桃"，似乎是老

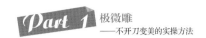

化的必经阶段，只是衰老的速度不同。靠着勤奋的涂涂抹抹，或许可以让皮肤少出状况，但离想要的"逆龄"效果还很遥远。要突破这些瓶颈，就需引导顾客通过"极微雕"的方式来进行深度修复。

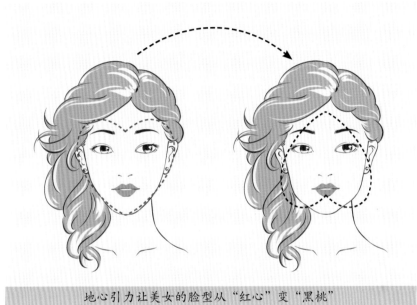

地心引力让美女的脸型从"红心"变"黑桃"

"手如柔荑，肤如凝脂，领如蝤蛴，齿如瓠犀，螓首蛾眉，巧笑倩兮，美目盼兮。"《诗经》中有太多形容美女的诗词佳句。而问及美女的脸型，许多人都会不约而同回答——鹅蛋脸、瓜子脸很美。

网络时代信息的快速传播，使爱美人士一窝蜂地想把自己打造成鹅蛋脸或瓜子脸。就美丽而言，皮肤的健康是一大关键，脸型比例是另一大关键。年轻健康的皮肤散发出良好均匀的柔润肤色，看起来细致嫩滑，有光泽，皮肤柔软、饱满、具有弹性，富有顽强的抵抗力。然而，由于每个人先天特质和后天生长环境的不同，15 岁以后，脸型就有了变化。

为何大家纷纷追求鹅蛋脸？各家美学理论，依据这样的黄金比例，那样的黄金定律，得出的结论就是，以鹅蛋脸形为基底的脸型才符合美的标准。因此，整形手术的目标就是千篇一律的鹅蛋脸美女。

许多人都听过这样一则笑话。某一次韩国佳丽选美结束后，记者分别找到冠军、亚军、季军采访，想听听她们三人的获奖感言。孰料，采访到第三个人时，选美佳丽一改温和的态度，表情愠怒道："你已经采访我第三遍了！"

原来，她们看起来都是一样的鹅蛋脸整形美女，让人傻傻分不清。

大家笑过之后，或许有所反思。爱美、爱健康的人士，在做美容项目之前，要了解自己皮肤的特性，了解皮肤真正需要什么，这就做到了对自己皮肤负责的第一步。

而为了符合美丽的黄金标准铤而走险，去改头换面，破坏正常的皮肤结构，这样的做法并不值得提倡。当然，鹅蛋脸在医学上有着极其重要的解剖意义，良好的五官协调比例，配合脸部支撑良好的轮廓筋膜组织，搭配出力学上的和谐，因此，鹅蛋脸具有完善的抗老化的立体架构。即便如此，也要引导顾客因人而异，在适合她们的脸型、皮肤条件下，以极微雕的方式和手段，尽量趋向鹅蛋脸就好。

而且，如果没有用心地去保养和照顾，"鹅蛋脸"依然会变成"垮蛋脸"。为了帮助顾客了解自己的皮肤特质，以及脸型情况，我们将皮肤老化的过程分为了四个阶段：15 ~ 25 岁的硬壳鹅蛋脸，25 ~ 35 岁的软壳鹅蛋脸，35 ~ 45 岁的松壳鹅蛋脸，45 岁以上的垮蛋脸。

15～25岁的
硬壳鹅蛋脸

年轻健康的皮肤在自身"修护—老化"的平衡机制下，对抗皮肤老化的诸多元素，如遗传基因、慢性压力、自由基、内分泌失衡、环境破坏因子等，得以维持皮肤的正常功能。一旦这个平衡机制没有被良好地维护和照顾，皮肤的表皮、真皮、脂肪、肌肉和微循环就开始产生结构性和生理性的不良反应，皮肤就会表现出时好时坏的状况。

25～35岁的
软壳鹅蛋脸

如果皮肤从"修护—老化"自我平衡机制中失衡，就会造成修护不良。这所带来的后果便是：皮肤表皮细胞代谢不良产生的角质增厚堆积，以及皮肤脂蛋白的功能缺损。进而使皮肤的水分流失，皮肤干燥。一旦皮肤长年干燥，细纹便悄然产生。更有甚者，皮肤渐渐流失第 IV 型和第 VII 型胶原蛋白，造成弹性纤维的松弛，对表皮、真皮间的完整性和联合性造成破坏性威胁，不健康的皮肤瑕疵如表皮的深纹、斑点、血管异常等开始出现。

表皮、真皮间的完整性和联合性继续被破坏，就会让皮肤看起来更黯沉，萎缩变薄，皮肤坚实度不佳，整体性的皮肤松弛就明显地体现在脸上。这些变化源自于六项皮肤的被破坏：第 IV 型和第 VII 型胶原蛋白的继续流失，使得真皮结构失衡；弹性纤维的崩裂和失序；玻尿酸的流失和不良反应；黏多糖的流失和不良反应；纤维细胞间质的凝聚力遭到破坏；皮肤微循环功能不良，导致代谢功能变差。

表皮真皮层、脂肪肌肉层、皮肤微循环的进一步破坏，导致皮肤快速老化，脸型由鹅蛋形松弛垮下，成了倒鹅蛋形。这主要由三大元凶造成：外力尤其是地心引力对已损坏的皮肤结构的影响更严重；纤维母细胞的破坏及功能不良，导致固定轮廓的纤维松弛；胶原蛋白严重流失，无法支撑脸部软组织。

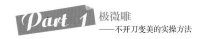

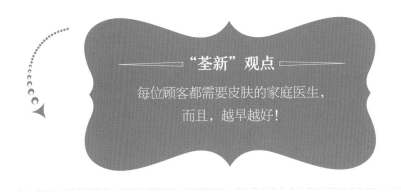

——"荃新"观点——

每位顾客都需要皮肤的家庭医生，

而且，越早越好！

皮肤就像一个构造缜密的防护罩，为我们抵御外来的各种"侵略"。因此，保护好自己的皮肤，是每一位爱美人士的必修课。

即使科技发达到足以制造出极微少的纳米分子的保养品，也只能触及真皮层的 5% ~ 8%。这在年轻、皮肤状况好的时候，作为基础保养、加强保湿是可以的。但随着年龄的增长，还要借助超导仪之类的仪器，再辅以美容师的专业手法等，来维系皮肤浅表的光滑。若要真正深入真皮层以下、达到更明显的修护与抗老化的提拉效果，就必须进入医学美

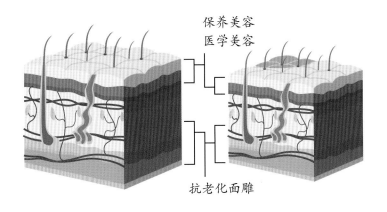

保养美容
医学美容

抗老化面雕

容与美容医学的层面了。也就是说，保养品和美容师都无法触及的深度，就要交给医生。

　　医生需要做的也不仅仅是深度的修护，保持立体的美感同样重要。因此，"千人千面、对症下药"地给予疗程建议，用"极微雕"的方式，针对不同的脸型来精雕细琢，才是同时兼顾安全与美丽的理想方式。

　　既然皮肤的责任重大，赶快为您的顾客匹配合适的皮肤医生吧。最佳的方式是，在顾客年轻的时候就帮其找到信任的医生，如"家庭医生"般完整记录顾客的皮肤状况，了解顾客的肤质与生活习惯，并能中肯地建议在什么年纪、何种状况下，皮肤需要进行哪些疗程来臻于完善。

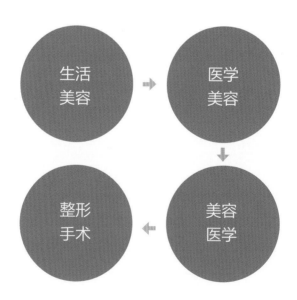

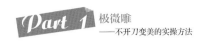

极微雕在医学美容上的突破

	生活美容	医学美容		美容医学	整形手术
		突破表皮层	极微雕		
作用机制	清洁保湿防晒	导入修护；深入真皮层	层次编织性皮层补充法	治疗性（手术／非手术）的填充；扩张皮肤组织；破坏性治疗；皮肤移植等	治疗性重建手术；变脸变身的美容手术
作用深度	皮肤表面	皮肤表面；真皮层	皮肤表面；真皮层；皮下组织；肌肉筋膜组织；骨膜组织	针对有病兆的皮层	针对皮肤骨骼缺陷处
达成功效	美化皮肤	美化皮肤；修护皮肤表层	从深层、浅层到表层的抗衰老；从深层、浅层到表层修复；从深层、浅层到表层美容	治疗皮肤病兆	重建手术的目的在于使体态趋于自然；而美容手术的目的则在追求完美

极微雕的四大特色

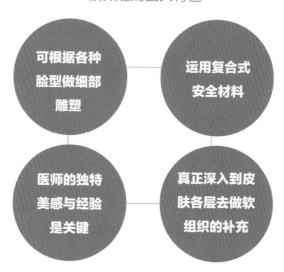

可根据各种脸型做细部雕塑

运用复合式安全材料

医师的独特美感与经验是关键

真正深入到皮肤各层去做软组织的补充

　　生活美容跟医学美容比较容易区分，但医学美容与美容医学该怎样界定呢？这就相当于做蛋炒饭，是饭比较多，还是蛋比较多？医学美容是以美容为主，借助少量的医疗手段去辅助生活美容产生更有效、更持久的效果。美容医学则是医学成分比较多，皮肤出现了疾病，就要通过有风险的医疗手段去解决皮肤问题。比如，顾客有很严重的痤疮，或脸部有一些疤痕、疾病性质的斑、肿瘤等，这就属于皮肤上的疾病，要借助医学手段，处理时兼顾到美容的效果。

　　美业里面为什么会有那么多的纠纷，就是很多人把医学美容做成了美容医学！

　　顾客来找我们，她要变美，但是要自然；要变美，皮肤还要健康；要变美，处处要紧致；不仅皮肤健康，身体也要健康。总之，她需要的是专业、安全、健康地变美。这也要求从业者既能够照顾到顾客的需求，

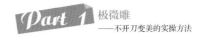

又要给她真正需要的方案。全面性地评估、设计、规划，顾客会懂得去比较和选择。

不是盲目地打针或整形，顾客想的是要全面而整体的方案，所以你要提供的服务必须符合顾客的真正需求，这一点非常重要。你推荐顾客去打针，顾客心里打鼓道："打个针就变美了吗？"如果效果不自然，她不会满意，更不会感谢你。你给顾客推荐护肤品："这个产品很好用，会让皮肤好很多，也很健康。"她不一定相信，因为你不知道里面的成分。她说希望皮肤更紧致，你推荐她使用一些光疗仪器，把美容院或诊所里面的全部仪器都做了一遍，结果副作用纷至沓来。她希望的是保养跟自然，想做的是通过医疗手段来加分的医学美容；而你推荐的方案则是美容医学，手段非常强烈。这之间就会产生矛盾。

有的顾客健康地变美以后，更倾向于提升她的内在，追求更高品质的健康生活，远离疾病。这个层面如果不懂的话，你们的话题就很难深

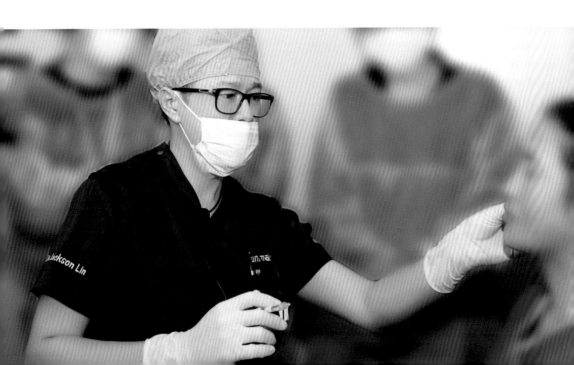

入下去，也很难挖掘出她更深层次的需求。还有一些顾客是先注重身体健康，才注重她的美丽外形。如果对这个逻辑关系不清楚的话，你们的话题可能从此打住，再无下文。

不管在中国，还是在东南亚或欧美，我们在操作的时候，其实是一个团队的展现，处处去把关技术的医疗效果，注重整体对个人的打造。比如，我们不只把她的脸打造得好看、自然，还会给她一些建议，怎样去做光疗，怎样做护肤，怎样用保养品，怎样追求身体上的健康，生活习惯的改善，让她除了外在的美丽以外，整个身体的健康状态都能够自信地展现出来。

从生活美容到医学美容的角度而言，进行皮肤保养就像为了做好水土保持而种植根脉丰富的树木，土地的稳固性得以加强，才能有效避免泥石流的发生。遇到不可抗的天灾，或是来不及"植树"已发生"泥石流"的状况，我们可以通过"极微雕"来帮助顾客"收复失地"，改善因组织流失与地心引力所造成的下垂、变形等问题，恢复皮肤内部该有的组织结构和外在的美丽容颜。

至于拉皮、抽脂、削骨等破坏程度大的开刀手术，已属于皮肤的最后一道防线。这是无法通过医学美容改善的情况下，万不得已才考虑的侵入性疗程。在此之前，一定要和皮肤的"家庭医生"好好沟通，做顾客皮肤需要的，而不是盲目想要的。

你要真心地引导顾客，爱美更要爱自己。当他们学着爱自己，就不会盲目冲动，胡乱尝试。更不会随便让人在脸上动刀，同时也会把你当成长久相处的朋友。

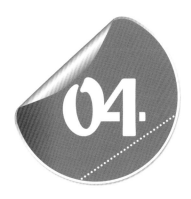

立马颠覆:

"极微雕"的关键在于艺术眼光,以呵护顾客的皮肤美丽与健康为原则。

微整形很多医生都会做,却不是每位医生都会把镜头拉远,从整体的轮廓与美感去设想,而只是把一坨填充物打在看似凹陷的地方。顾客想要苹果肌,就给她一针;想要除法令纹,又给她一针。最后,打造出一张浮肿、不自然的脸。这样的例子很常见。

而从"极微雕"的角度来思考,则完全不同。首先,要找到支撑的提拉点,固定好轮廓后,再来做细节的填充。只有这样,打进皮肤的材料,才能稳稳待住,避免发生填充物"走山"的泥石流窘境。

这就要求医生除了拥有专业的技术,还要具备整体的美学艺术眼光，了解各皮层损耗老化的轻重。如此，才能找到正确的支撑点，让顾客的脸部轮廓美丽与功能兼具。

这也是与其他医美技术相比，极微雕的区别所在。一般的医美技术主要涉及几个方面，第一是手术，第二是填充，第三是材料的进步。不同的疗程，便是以流行趋势为参考，手术、填充和材料几个元素进行组合。而极微雕的定位，则是用极微少的手段对脸部和身体做一些适度的雕塑跟补充，其特点体现在"一个原则"和"六个前提"上。

一个原则，就是"去芜存菁"，也就是将对皮肤的爱护摆在首要位置，找到脸上或身体部位不理想，或者老化的地方，想办法补充、修复跟调整，不是随心所欲地改造，进行无限度地填充、切割或者材料的给予。极微雕的原则，一定是希望顾客对自己的皮肤负责，希望医疗从业者对顾客的皮肤负责。

在这个原则之上，极微雕还有六个前提。第一，要诊断皮肤，知道皮肤真正需要什么，而不是你想要怎样就怎样，要做皮肤需要的，而不是脑袋想要的。第二，对医疗从业者有一定的技术要求，需要有一定的健康理念、行医原则和丰富经验的医师来操作。而且，医师本身也要对自己有所要求，不断精进，让自己的技术一直走在行业的前端，把丰富的经验和先进的技术结合起来，更好地服务消费者。第三，整体设计要有 3D（即三维立体）的结构。在做脸部设计的时候，必须要有 3D 结构的透视感与立体观念，而不是简单的把某一个平面填起来。第四，必须考虑正面、45°侧面、90°侧面、上往下、下往上，以及做表情的时候等

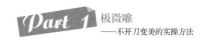

多个角度的效果。第五，需要静态和动态结合起来进行皮肤的补充跟打造。第六，要很审慎地去选择材料，了解材料对皮肤的好处，把它用在对的地方，给皮肤按需补充。

因此，"极微雕"的独到之处，就是以爱护顾客的皮肤为原则，更在乎正确的诊断、医生的技术、三维立体的观念，以及材料的慎重选择，正确地给皮肤极微少的补充，达到脸部与身体的修复与雕塑。

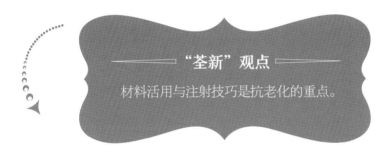

—— "荃新"观点 ——
材料活用与注射技巧是抗老化的重点。

对脸部进行极微雕，看哪里是松、垮、凹的源头，然后帮它做个支撑点。但神奇的是，透过医生的专业技术，不同材料的活用，以及经验丰富的注射技巧，顾客脸部的自然度与维持度，就会呈现出不同的效果。

顾客的皮肤到底经历了什么？造成老化的原因有哪些？要做出明确的诊断，医生必须深谙解剖学，了解脸部的结构、肌理、神经分布等。另外，还要熟悉各种形态材料、大小分子的差异性。然后，再依据各种材料的特性与个人的先天条件，在皮肤不同部位、不同深度进行操作。

医美行业的医生用什么态度去面对材料，对顾客健康地变美至关重要。一个系列的材料研发上市后，医生就会面临多种材料的选择：这种材料有没有副作用？效果多久？价格多少？医生的严谨度不够，顾客的美丽与健康便没有保障。

比如胶原蛋白，就分"没有交联"的胶原蛋白和"有交联"的胶原蛋白，这两种材料用在皮肤的微创或者微整形上，应该怎样选择？这就要以顾客的皮肤诊断为基础，选择对皮肤有用的，补充皮肤所需的，而不是简单地填、填、填。

除了要了解材料，还要清楚厂商当初研发的定位在哪里，为什么研发这种材料，而不是去比较是国产的还是进口的。比如玻尿酸，很多种玻尿酸成分不一样，研发过程、制成过程、对皮肤产生的作用也不同。从业者要用不同的态度去定位材料的长处，明确对皮肤的帮助具体在什么地方。

站在为顾客负责的角度，医生要思考的是，不要填进去掩饰一些不想看到的东西，而要掌握好使用量以及施打的层次。皮肤的某个层次不需要这种材料你给了它，需要的地方却没给到，自然达不到预期的效果。

比如，很多人发现，玻尿酸打在皮肤里面填充，结果半年、一年就会消失。而有些人或许因为注射方式的不同，效果远远超过预期："怎么可以维持那么久都没有吸收？"其实，玻尿酸注射以后，皮肤产生了变化，被玻尿酸刺激，或者改变皮肤的组织，让它产生了更多的胶原蛋白，这个胶原蛋白对皮肤才是真的有用的。玻尿酸吸收变成养分，对它的弹性、劳损会有帮助。但是，支撑皮肤的结构还是胶原蛋白，注射的层次跟方法拿捏得当的话，也会产生更多的胶原蛋白。试想，如果玻尿酸集中打

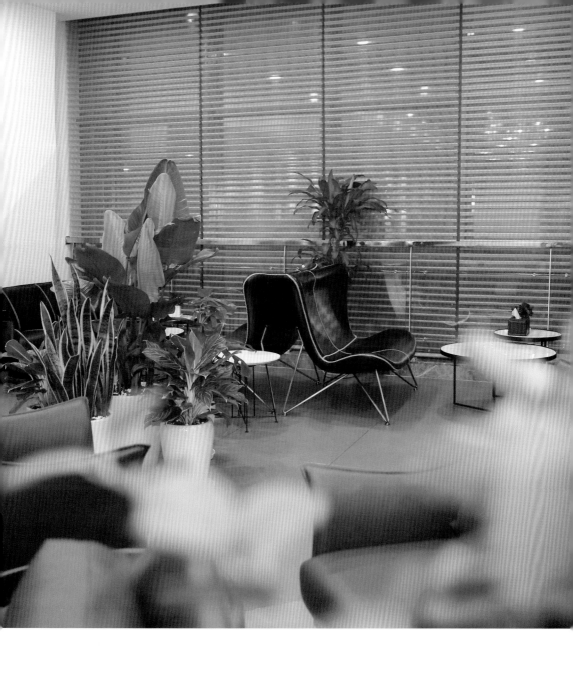

进去，会产生胶原蛋白的地方，只是外面一层胶原包裹。如果分布式打进去，就会产生非常多的胶原蛋白，一圈一圈地包裹。也就是说，你注射的方式、层次与用量掌握得当，就可以制造出更多你需要的胶原蛋白，而不只是看玻尿酸在里面能够撑多久。

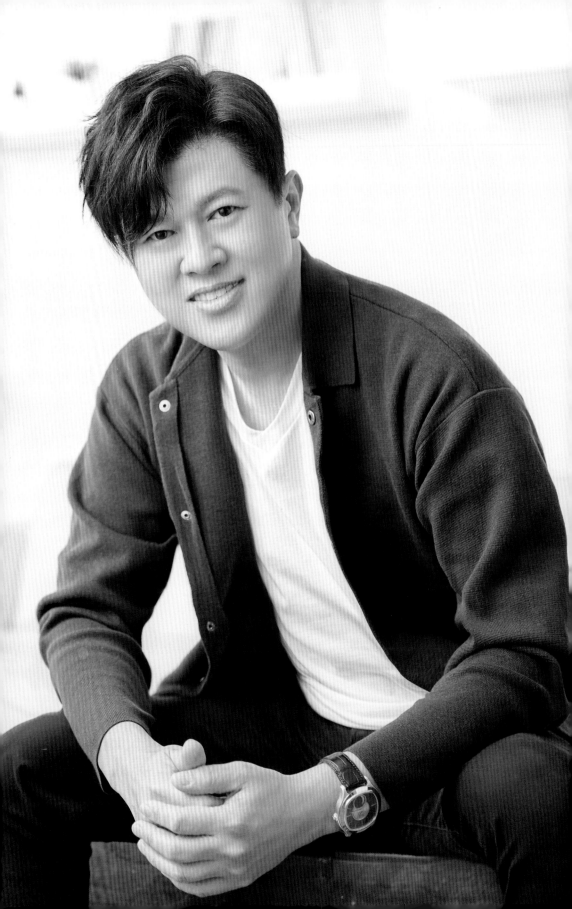

05

立马颠覆：

想抗老，先对皮肤好！找到皮肤松弛的真正原因，对症下药。

脸部皮肤的本性是向上提升，包括头皮，从我们一出生开始，脸部皮肤每天都想要往上拉，努力对抗地心引力，避免老化的发生。

那么，到底是什么让它开始往下掉呢？

原来是因为支撑组织的营养素流失了，皮肤开始变松，最底层的骨膜层也就丧失了拉力。

变松的皮肤也想维持它的天职——向上和紧绷，可是又得不到需要的营养素。在粮草不足、缺乏后援的情况下，它只好自谋生路——囤积脂肪，以此支撑住往下松垂的皮肤。

可是，脂肪越多，重量也就越大，受到地心引力的影响也会加剧，皮肤再度往下掉，最后形成了恶性循环——一直松、一直掉、一直囤积脂肪。

由此可知，虽然表皮出现皱纹和赘肉是显而易见的老化现象，但如果只针对皱纹和赘肉去治疗是远远不够的，我们必须找出皮肤松弛的真正原因，对症下药。

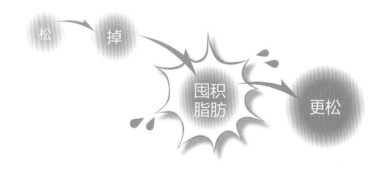

因为各种土壤层的流失，最终导致泥石流。可见，支撑点的重要性。

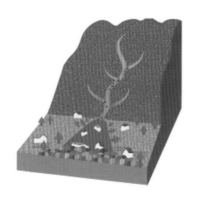

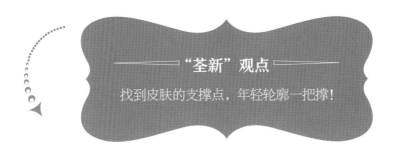

"荃新"观点

找到皮肤的支撑点，年轻轮廓一把撑！

皮肤从哪里开始松弛的呢？发际线！

头皮一松，就没有拉力去拉眉毛；眉毛一松，又挤压到眼尾、眼皮；眼皮一松，就挤压颧骨，苹果肌变成了大饼；苹果肌继续松，就会挤压出法令纹、嘴角木偶纹，导致脸型下半部的循环变差，脸色开始变得黯沉，原先挺括的下颚也变得松垮、导致脂肪大量堆积。

了解皮肤变松、变老的前因后果，就自然明白不能只靠定点来解决皮肤问题，一定要先用"极微雕"的方式帮皮肤找到支撑点，把皮肤固定住，才能将面部的轮廓重新抓牢。

侵入性的手术疗法，观点则不同。通过开刀拉皮手术，以头顶为主要支撑点，从发际线开始，将松弛的皮肤剥离后向上拉紧，而同属老化的软组织的脂肪和肌肉，却被迫拉紧切除且没有机会修护，这便是做完拉皮手术后表情僵硬、不自然的原因。

　　比如，我们笑的时候，嘴巴是跟着笑肌往斜上方拉，眼睛则两角往下微弯；但拉皮手术后，很多人不管做任何表情，皮肤看起来一律都是向正上方的头皮紧缩！长期下来，受到手术强力的拉扯影响，皮肤会逐渐放弃自己的天职，支撑能力下降，甚至很可能比手术前老得更快。

　　如果深入研究皮肤的层次结构就会发现，并不需要使用"暴力"剥离皮肉的连接，只要通过正确的层次填充，将适当的材料施打进深层皮层，就可以顺着皮肤的天性帮它补充一些支撑点；并根据皮肤大约每三个月代谢一次的自然生长循环周期去做调整。

支撑点与提拉部位的关系

支撑点	提拉部位
额头	眉毛、眉间、部分眉尾
太阳穴上方发际线	眼尾、后脸颊、颧骨松垮软组织
太阳穴下方发际线	眼尾、前脸颊、颧骨松垮软组织、后上颈部、苹果肌、法令纹
眉弓	上眼皮、肿眼泡、眉间、鼻山根
鼻山根	下眼皮、泪沟、苹果肌
咀嚼肌关节	V型脸、下脸颊、后上颈部、颧骨松垮软组织
下巴骨	V型脸、下脸颊、前上颈部、下唇窝、嘴型

立马颠覆：

认清事实：皮肤真正的保养和修护，靠的是"皮肤本身"！

皮肤的生长需要一定的时间。然而，在追求"速效"和"速成"的社会风气影响下，人们时常忘记，我们是生命力强劲的生物，皮肤是可以修复，但需要一些时间。如果追求"速效"，必然要承担一些"副作用"。

作为身体最大的器官，皮肤的构造精密，不但是保护我们不受病菌侵袭的重要屏障，也是防止体内水分流失的防护罩。然而，每天的风吹日晒、与地心引力的抗争，让我们的皮肤很辛苦。因此，顾客的首要功课是学会爱护皮肤，了解它，倾听它，与它站在同一阵线、并肩作战。

正确地保养皮肤也是一门学问。市场上充斥着琳琅满目的保养品，有的强调知名度高、有的标榜功效强、有的宣称是医疗级别，除此之外，还搭配了五花八门的保养手法，更令顾客无从选择。其实，皮肤真正的健康、从再生到修护，靠的是皮肤本身的自愈能力。尽管可以通过种种"医疗手段"来照顾皮肤，但绝不应该忽略：皮肤本身就是自我调理功能完善的最大器官。

皮肤的防护功能很强，不仅可以防止体内水分流失，就连外来的养分也不易进入。比如擦在表皮的药物，只有 1%～3% 可以到达真皮层；现今的纳米科技，虽然能够做到极微少、极浓缩的物质分子，透过皮表吸收也只有 5%～8% 的成分能达到真皮层。许多美容从业者宣称，可以透过某些仪器和手法，让物质渗透力更佳、皮肤吸收力更好，但无论再怎么努力，始终难以突破皮肤精密的保护阻隔作用，效果总是差强人意。

脸部的皮肤不像身体有衣服的庇护，它受损的几率更大，因此每日的养护环节尤其重要。健康的皮肤建立在几个基础的养护环节上——清洁、保湿、修护、防晒。如果皮肤渐渐出现瑕疵和老化的症状，那就说明顾客忽略了这几个基本步骤，势必引发一连串的皮肤"抗议"——角质增厚、油脂分泌失衡、代谢紊乱、废物堆积、表皮与真皮循环不良，进而引发胶原蛋白与弹性蛋白过度流失、皮下组织松弛、肌肉下垂性移位等，皮肤外观变得黯沉、油垢堆积、容易过敏泛红、皮下水肿、产生皱纹、松垮凹陷、赘肉也逐渐堆积……人的面孔显现出老态。

皮肤出现问题，切忌病急乱投医，也不要人云亦云，将流行的保养品、疗程一律照单全收，因为皮肤肯定吃不消。

你必须认清一个事实：唯有让皮肤处于健康的状态，使皮肤自我修护，才是防止皮肤老化的根本方法。

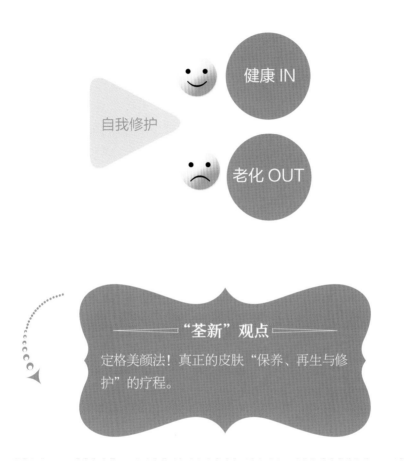

自我修护 ▶

:) 健康 IN

:(老化 OUT

———"荃新"观点———

定格美颜法！真正的皮肤"保养、再生与修护"的疗程。

　　清洁、保湿和防晒，是顾客可以居家完成的，唯独"修护"这一项需要美业从业者的帮助。当皮肤需要被"修护"时，说明已经受到了相当程度的损伤或破坏。唯有经常性、积极地设法平衡"老化—修护"的过程，肌肤才可能维持健康年轻的理想状态。

　　健康的肌肤是美丽的基础，而唤醒皮肤自我修护功能是最理想的养肤之道，这就是"定格美颜"的由来——将容颜定格在最年轻健康的状态。

　　每个人都希望将皮肤定格在年轻的状态，于是诞生了各种"冻龄"生活美容法。但对于受损或老化较严重的皮肤，则非常困难。根据多年经验拟定的新式"定格美颜"疗程，以延缓老化为目标，启动皮肤安全的自我修护功能，还原健康肤质。

　　"定格美颜"分为三个阶段，即真皮再生、皮肤提升、对症下药的补充，通过给予皮肤适当的刺激，进而达到全面修护的效果。

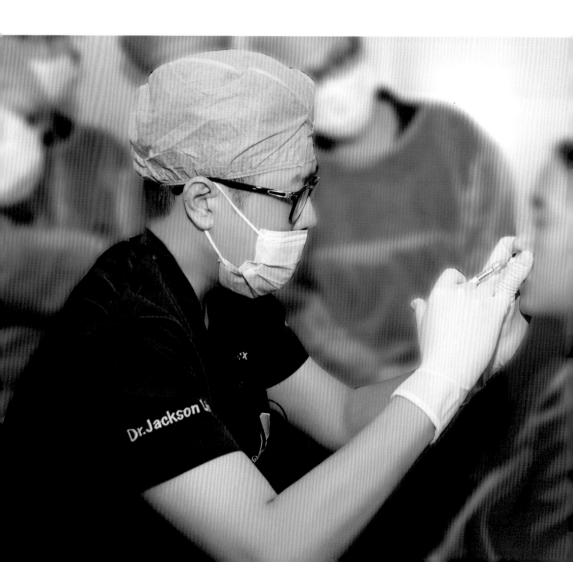

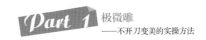

第一阶段：真皮再生

透过零热能或微热能深度刺激皮肤，使真皮层产生极细微的（几乎没有感觉的）损伤，让皮肤的纤维母细胞生长、促使生长因子的释放而产生大量新的胶原蛋白。

这种让皮肤自行修复的方式相当和缓，不像一般光疗那样增加皮肤的负担或破坏皮肤表面组织，不用担心产生光敏感或反黑问题。

第二阶段：皮肤提升

通过充分的观察和触诊来检测顾客皮下软组织的松弛度，找到稳固的支撑提拉点，施以适当的注射配方来提拉肌肤，进而让真皮层新生的胶原蛋白固定在没有下垂问题的部位，皮肤外观上就会立即呈现出改善后的效果。

第三阶段：对症下药的补充

皮肤保养最容易被忽略的两个盲点：

第一，不同部位的脸部皮肤老化程度是不同的，所需要补充和修护的力度也不同，护肤品只能给予皮肤表皮及少量真皮层"剂量成分"相同的补充。

第二，皮肤表皮完整的天然屏障，让护肤品无法被真皮层有效吸收，更无法针对损耗老化较严重的部位给予更有效的补充。

解决以上两个盲点，可以通过"美微素补充"，利用微针导入法，特别针对顾客各部位损耗老化较严重的皮肤，给予"配方式补充"。

频率建议为，每 3 ~ 4 个月接受一次"定格美颜"疗程，渐进式地让每寸肌肤都得到充分的补充，各部位不同程度耗损老化的肌肤也得以同步和有效的再生和修护。

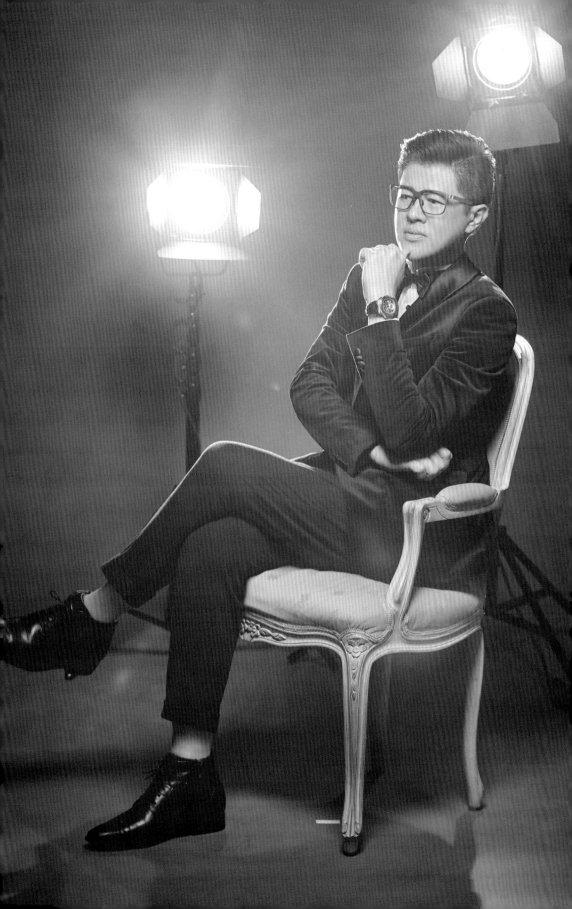

立马颠覆：

"定格美颜" + 埋线 + 注射，传统拉皮不是唯一选择。

皮肤一旦出现状况，顾客经常表现得焦躁不安，认为自己的皮肤已经到了非常糟糕的境地，需要借助侵入性的手术才能明显改善。顾客的心情可以理解，但很多时候是他们自己的预判过于严重了。

遇到这样的顾客，不要被他们的情绪带着走，否则会加重他们的担忧。要用专业的服务与严谨的态度来服务顾客。

顾客的皮肤真的那么糟糕，到了不得不开刀的情况吗？

未必！据统计，当人们的皮肤出现松弛状况时，大多数人的皮肤仍然具备增生胶原蛋白的能力，可以借助

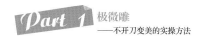

不开刀的微整形来改善。除非胶原蛋白增生能力已基本丧失，才考虑通过传统的开刀拉皮手术来提拉。

为顾客讲解皮肤松弛的原理，运用埋线、注射等层次补充的观念，选用安全的材料，便可帮助顾客呈现非常自然的提拉效果。复合式、整体比例协调的"冻龄"，是符合生理修护原则的补充方式。

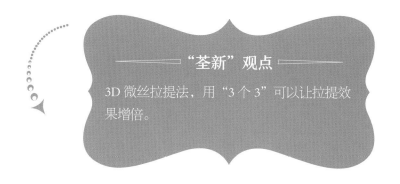

"荃新"观点

3D 微丝拉提法，用"3 个 3"可以让拉提效果增倍。

3D 微丝拉提法，引进自韩国，是运用可吸收的合法 PDO 线材，以极细的针穿刺皮层，用微创的方式进行线性胶原蛋白补充紧肤术。

如何巧妙地运用，要从"3 个 3"来分析。

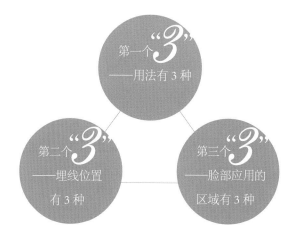

第一个"3"
——用法有 3 种

第二个"3"
——埋线位置
有 3 种

第三个"3"
——脸部应用的
区域有 3 种

第一个"3"——用法有3种

用法	作用
单独进行	抗老化提拉固定皮肤及真皮层胶原蛋白补充
和其他注射疗法混搭同时进行	针对法令纹、嘴角纹等凹陷部位，辅以胶原蛋白或玻尿酸注射补充
间隔期间和其他美疗交替进行	搭配光疗可提高皮肤明亮度、使皮肤紧实，同时还能散发好气色

第二个"3"——埋线位置有3种

埋线位置	作用
埋在真皮浅层	紧实皮肤，帮助淡化表皮纹路
埋在中层皮下组织	达到支撑效果，通过刺激胶原蛋白增生，撑起皮下组织，进一步达到皮肤紧实的三维效果
埋在深层筋膜或肌纤维骨膜位置	强调由下往上、提升皮肤紧实的致密度；深层埋线需要"针功夫"，埋得好才能接近传统拉皮的效果

第三个"3"——脸部应用的区域有3种

应用区域	作用
上脸	额部紧肤提拉，紧实眼周皮肤
中脸	法令纹、木偶纹及耳前纹路的淡化紧实，将脸颊重塑成小V脸
下脸	修饰双下巴，改善颈纹

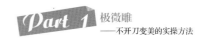

有了"3个3"的概念，就能更迎合皮肤的需求。肤质年轻者，只需在浅层做提拉就会有良好效果；熟龄女士或皱纹较深者，则可采用深层的埋线法，再视个人情况搭配其他疗程进行，如多管齐下，可让拉提效果倍增。

老化自测

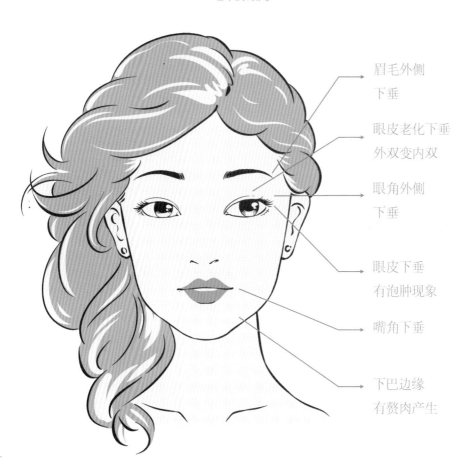

眉毛外侧
下垂

眼皮老化下垂
外双变内双

眼角外侧
下垂

眼皮下垂
有泡肿现象

嘴角下垂

下巴边缘
有赘肉产生

3D 微丝提拉作用原理

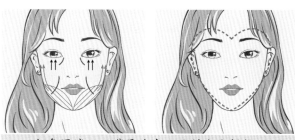

红色区域：以嘴唇为中心往斜上方提拉

黄色区域：眼睛下方垂直向上提拉

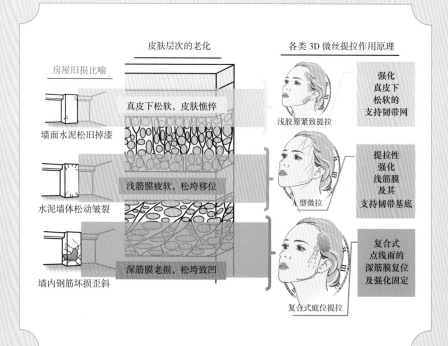

皮肤层次的老化　　　　　各类 3D 微丝提拉作用原理

房屋旧损比喻

真皮下松软，皮肤憔悴

墙面水泥松旧掉漆

浅胶原紧致提拉

强化真皮下松软的支持韧带网

浅筋膜疲软，松垮移位

水泥墙体松动皱裂

A 型微拉

提拉性强化浅筋膜及其支持韧带基底

深筋膜老损，松垮致凹

墙内钢筋坏损歪斜

复合式庭位提拉

复合式点线面的深筋膜复位及强化固定

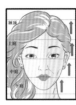   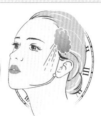

浅胶原紧致提拉   A 型微拉   复合式庭位提拉

25 岁
隐性的松
憔悴感

35 岁
松→松垮
动态时出现
老化特征：皱纹，
法令加重……

45 岁
松→松垮→松垮凹
静态显示
老化特征：静态纹，
肌肤下垂……

50 岁
垮凹为主
肌肤严重老化
和受损

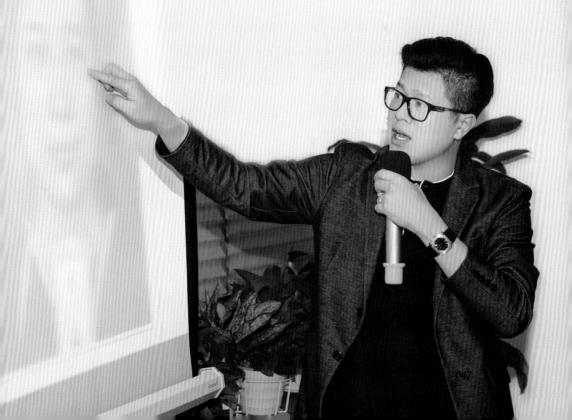

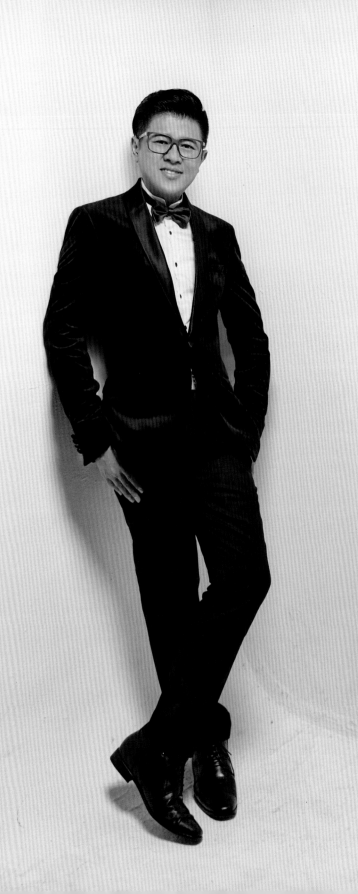

立马颠覆：

将"定格美颜"用作加强保养，勿将激光视作日常保养工具。

人们常说，没有丑女人，只有懒女人。在美容保养层面，也有一定的道理。我们不时遇到这样的顾客，他们或者忙于家庭，或者忙于工作，把时间都用于照顾家人或应酬上，很少为自己的保养留一点时间。忽然有一天，这些偷懒不保养、不防晒的人才惊讶地发现："啊，我的肤色怎么这么暗？""糟糕，脸上怎么开始长斑了！"

他们慌乱地找到我们的美业顾问："你们那么多仪器，肯定能帮我除掉这些斑。"于是，打激光，做脉冲，各种项目都想尝试。

这的确是一种奇特的现象，但也代表一部分人的心理。他们认为保养是可有可无的事情, 反正出了问题, 有这么多强效的医疗手段可以解决。但事实上, 把激光及脉冲光当成日常保养品, 有事没事就到诊所报到, 这在西方的医学美容专家眼里简直是不可思议的事。

激光及脉冲光是一种光热能的疗法, 具有比较显著的破坏性, 主要针对问题皮肤做能量强度不一的治疗, 应该归类于只有医生才能开立的"治疗处方签"。若皮肤没有健康问题, 只是出现老化、黯沉等不够美观的状况, 采用温和的"定格美颜"法才更为妥帖。

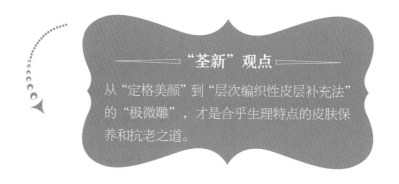

"荃新"观点

从"定格美颜"到"层次编织性皮层补充法"的"极微雕", 才是合乎生理特点的皮肤保养和抗老之道。

极微雕推崇的是量身定制的复合式疗程。首先针对各年龄层的肤况、保养方式、生活作息, 以至各皮层的健康状况进行诊断, 才能对症下药, 改善肤况, 达到延长保养的效果。

准备充分之后, 运用极微少的刺激与美微素合理剂量的补充来定住青春容颜, 使皮肤各部位同步自愈, 让新陈代谢恢复正向循环。如果想进一步地对抗地心引力, 可以采用"层次编织性皮层补充法", 针对各皮层的不同损耗给予补充。

皮肤的结构是深奥的, 并不是凭借一种光或某些注射填充材料, 就

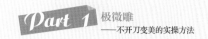
能百分百达到顾客的梦想。最正确的保养方法，乃是复合式的、皮肤真正需要的疗程（包括酸类疗程、注射疗程或光疗等）。

无论制定怎样的疗程，一定要让医生、皮肤和顾客形成最有默契的团队，才能让变美走在正确的道路上。

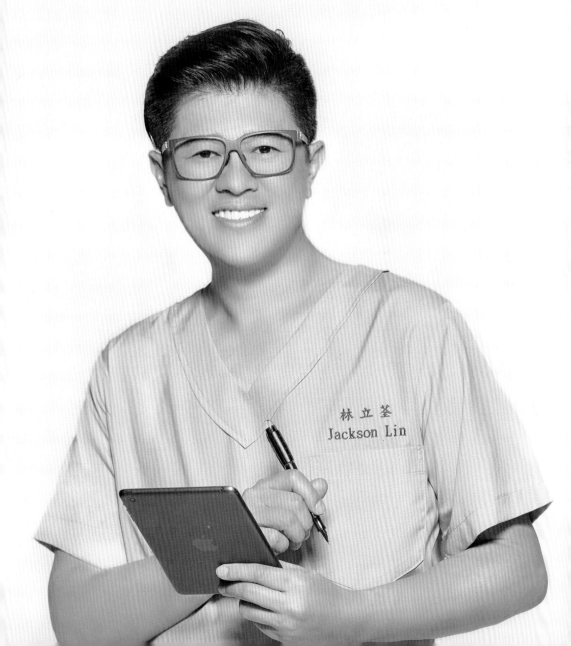

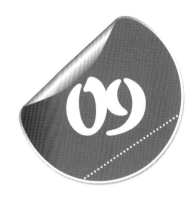

立马颠覆：

脸部老化的层次与骨牌效应。

有人说，人是上帝亲手创造出来的最高贵的艺术品，而人奇妙的一生，无论生命历程或是外形变化，都充满了戏剧化的"层次"。

从懵懂纯真的幼童，到执着叛逆的青少年，再到升级为人父人母……一层层延展开生命的旅程。随着角色的变化，人们的阅历也更加丰富。

而皮肤，这个亲密的伙伴，也随着我们经历这趟旅程，从婴儿的饱满水嫩，一步步迈向老化。这一切的奥秘都源自于"层次"。

岁月对我们每个人看似公平，但有时候看起来好像又有所偏袒。为什么有些人年纪不大，尚未迈入下一个年龄阶段，皮肤就已显得苍老？而有些人已经年长，但肤质却

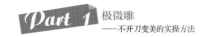

好得令人羡慕不已?

当顾客与你探讨这类问题时,或许可以带她了解一下脸部的层次结构。

脸部的结构从内而外,依次分别为骨骼、肌肉、筋膜、皮下组织、真皮和表皮。当表面的皱纹被肉眼看见时,其实不只是表皮老化,底下的结构和组织早已出现问题。

脸部老化不是一下就形成的,也有一定的层次可言。当皮肤自然生成胶原蛋白、玻尿酸、弹力纤维的能力下降,生成的速度跟不上流失的脚步时,皮肤结构就开始渐渐地松动,难以对抗地心引力的拉扯,进而发生"层次"性的老化。这种初老的形成,势必引起一连串松弛的骨牌效应。

1. 眼角下垂,外双变内双

头顶两侧的筋膜逐渐松脱后,太阳穴附近的皮肤向下延展、下坠,压迫到眼角两侧,同时往下牵扯眉弓的皮肤,于是产生了鱼尾纹。这也是很多人的第一道细纹都发生在眼角的原因。接着,下拉的眼尾使得原本年轻飞扬的眼角下垂,外双眼皮的人尤其明显,原本的宽折痕变成了较窄的内双眼皮。而原本内双眼皮或单眼皮的人,眼裂就显得更小且无神。

2. 苹果肌不见了

牛顿因掉下来的苹果发现万有引力而雀跃不已,但我们脸上的"苹果"因地心引力的因素而掉下来却悲惨到不行!松垂的眼皮继续下坠,皮肤的下拉力延伸到颧骨,使得苹果肌松动,只能靠颧骨来牵制;偏偏大多数亚洲人的颧骨扁平,无力与下坠的力量相抗衡,使得苹果肌往下掉,顺着肌理往法令纹方向前进,皮肉堆积让法令纹变深,嘴角受到法令纹的挤压也开始下垂。

3. 脸型和下巴连成一线

法令纹附近软结构遭到破坏后，会顺着上齿槽外八字形的方向往下颚骨角移动，堆积在嘴边肉、侧脸颊及下巴一带，因为下颚骨角有一层咀嚼肌包覆，而肌肉发达的部位通常有脂肪保护。因此，松垂到这个部位以后，皮肤会很"尽责"地长出更多脂肪来支撑皮肤，松弛越多脂肪就长得越多，脂肪越多皮肤就愈重，下坠的力量更强，变成又垂又肥，脸型从"红心"变成"黑桃"。乍看可能不明显，但是镜头会说话，只要一拍照，马上就原形毕露，下巴和颈部界线模糊成"海天一色"。

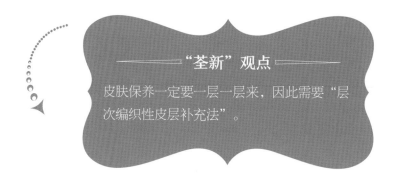

——— "荃新" 观点 ———

皮肤保养一定要一层一层来，因此需要"层次编织性皮层补充法"。

皮肤本身的结构富含层次，而老化的程序也依层次进行。顾客在表皮看到什么问题就只想治疗什么，这样做肯定是不够的，一定要引导他们，深入皮层、看进底子里，遵循层次的概念，让医生诊断顾客的皮肤目前处于什么状态，再给予"层次编织性皮层补充法"的"极微雕"分析。

"层次编织性皮层补充法"是我依据多年的经验积累，加上不断研究的结果所提出的独家观点。

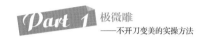

我发现，一味地做"凹哪里，补哪里"的注射填充，对于年轻皮肤确实有短暂美化的效果(其实，年轻皮肤可以使用其他更温和的方法来改善)。但对于熟龄或已老化的皮肤，通常不能达到预期的年轻效果，有时还可因剂量过高，变成"假人"，无法做出自然的表情。

只在皮肤的表面做注射填充，就像是地震过后墙壁出现裂缝，只用瓷砖贴覆补墙，内部受损的结构完全没有改善！

唯有根据不同皮层的不同特性，有层次的、仿佛编织布料般层层构筑，以注射的方式使各种良好的材料深入各皮层，同时辅以支撑与固定的材料，才能有效地对抗地心引力，长久做好皮肤的"水土"保持。

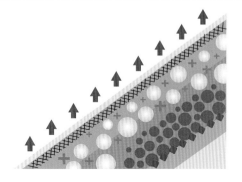

◆ 筋膜层：强化筋膜纤维，以缓慢吸收的材料为主。

◎ 软组织支撑：强化皮层相互支撑的关键点，各类吸收时效不一样的材料用法不同。

✚ 支撑补充：均匀联合补充在软组织支撑材料之间，促进软组织的胶原增生。

✖ 稳固肌肤真皮层：各类 3D 微丝提拉的应用。

▲ 表皮肌肤：皮脂膜的修护，肌肤水油平衡，表情肌肉放松等材料。

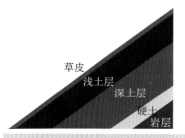 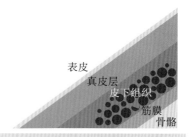

草皮
浅土层
深土层
硬土
岩层

表皮
真皮层
皮下组织
筋膜
骨骼

土壤层与皮层的对应关系

不同皮层必须补充不同的材料：

1. 筋膜层

深层 PDO 埋线、长效玻尿酸、宝尼达、爱贝芙等。

2. 真皮层与皮下组织

固定支撑：各式玻尿酸、胶原蛋白、宝尼达、爱贝芙等。

支撑补充：中小分子玻尿酸、不同浓度胶原蛋白、宝尼达等。

3. 稳固肌肤真皮层

各类 3D 微丝提拉线材，以 PDO、PLLA、PCL 材质为主。

4. 表皮层

肉毒杆菌素、细分子玻尿酸、各类美微素等。

唯有将皮肤恢复到健康的状态与位置，才能真正达到恢复青春与抗衰老的目的。

立马颠覆：

盲目填充危害多！

有个很奇怪的现象：一些年轻女孩跑来门诊要做填充疗程，事实上，以她们的肤况而言，只要做好日常保养、不偷懒即可。而她们却认为，趁着还年轻，胶原蛋白、玻尿酸都还没流失，赶紧来做填充，"先补先赢"。有些人甚至更神奇，认为填充下巴后，可以自己"塑形"，捏出想要的形状！

幸运些的，医生只帮她打入轻微的剂量，最后身体自然吸收，只是白花了银子；运气不佳的，则可能因为强行进入的填充物，反而破坏了皮肤原有的年轻结构，导致老化提早降临。这可能是很多年轻人始料未及的副作用。

　　至于某些熟龄消费者，看到部分真人实证案例——年轻女性填充的"Before VS After"照片，惊为天人，发现"微整"的效果好像很不错，又不用开刀见血。于是也来到诊所。结果，注射填充后，"大姐"并没有如愿变成"小姐姐"，更不像那些案例照一样年轻美丽。失望之余，认为医生可能偷工减料，填充物打得太少，因而产生不少医疗纠纷。

　　以上这些问题的发生，罪魁祸首就是"盲目填充"。填充物的发明真是一大福音，它能做的事的确"太神奇"了，但先决条件是，它必须被正确运用、需要才用，而不是道听途说，有人推荐就想试。

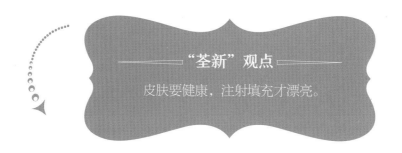

——"荃新"观点——

皮肤要健康，注射填充才漂亮。

　　"九层之台，起于垒土。"长辈经常教导我们，房子要盖得好，打好地基最重要。地基打得坚实，房子就坚固耐用，一旦发生地震，才不会有危险。而不是要盖得多华丽、建材要多昂贵。

　　建筑科技的发展日新月异，不仅防震、安全又美观，尚能兼顾环保。美容医学亦然，想要兼顾安全与美观，技术上已不成问题；但如果只想要速成或是赶流行，没有把皮肤的健康地基打好，盲目填充，轻则无法达到填充物的预期效果，重则可能导致"走山"。外来的填充物反而成为压垮顾客皮肤的最后一根稻草。

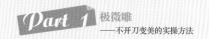
很多人认为，只要注射填充物，肤质就会变好。真的是这样吗？其实，那往往只是假象。皮肤被注射物撑膨后，暂时显得较为亮白，而肤质并没有得到改善。填充物本身并不能让皮肤变健康、有弹性，它最主要的作用是把皮肤结构正确地定型，让皮肤在抗地心引力的平面上修护再生。

因此，皮肤本身若已老化、缺乏弹性，很可能承载不了这些外来物质的重量，就像很薄的饺子皮，里面包了过满的馅，有很高的概率因为这"无法承受"，反而让顾客必须做更多的疗程来弥补。

施打填充物并不是顾客兴冲冲跑到诊所，要求医生做的最明智的第一件事。应该引导顾客，先让医生诊断她皮肤的健康状况，依据她目前的肤况判断，适合进行"极微雕"的哪个部分。

如果医生建议，必须先进行皮肤健康疗程，那就依照"定格美颜"的三个阶段耐心完成，按部就班地推进。

切记，欲速则不达！皮肤的健康只能循序渐进，没有快捷方式。

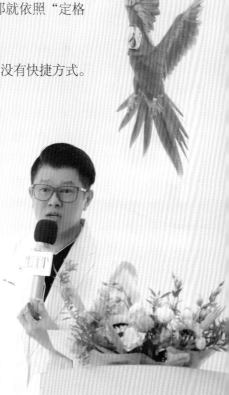

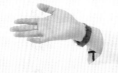

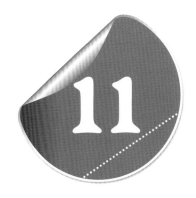

11

立马颠覆：

先提拉再填充。注射填充只是手段之一，绝非唯一。

"只要注射玻尿酸、肉毒杆菌素，就可以让你更美丽！"信息的便捷令大量类似的美容理念快速传播，让许多爱美人士以为，注射是万能的，随时随地打一针，就能变美，就能青春永驻。殊不知，注射填充只是变美的方式之一。做任何一个项目，必须要用"层次"的观念来思考顾客真正需要的脸部皮肤疗程。

> 美丽的同时预防老化，用"极微雕"
> ——破解。

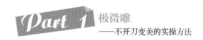

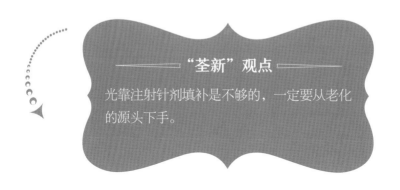

—— "荃新" 观点 ——

光靠注射针剂填补是不够的，一定要从老化的源头下手。

泪沟与法令纹的填充方式对比

	传统注射填充方式	极微雕注射填充方式
第一步骤	用大量的玻尿酸填补泪沟、法令纹等凹陷区域	做提拉、支撑 使用提拉材料（如 3D 微丝提拉），将额头两侧、眼尾部分向上支撑，从松弛的源头开始，塑造良好的"层次环境"，不但能阻止下垂，还能争取时间让皮肤再生
第二步骤	施打其他已流失胶原蛋白的部位，让整张脸看起来饱满	做少量填充 皮肤的健康环境塑造到位后，只要在法令纹、泪沟部位施打少量的玻尿酸（或聚左旋乳酸），轻微雕塑，就能有良好的效果
优点	立刻看得到效果	皮肤自行生成胶原蛋白膨起支撑，效果自然持久
缺点	老化的源头没有找出来，过一阵子必须再施打更多剂量的填充，甚至可能加速老化	必须耐心等候皮肤生理性的修护，也就是等待皮肤提拉支撑部位与凹陷部位自行修护再生；期间有可能给予少量多次的材料补充

立马颠覆：

无端抽脂，得不偿失！

"听说某女星原本是肉肉的大饼脸，自从接受脸部抽脂手术后才变成瓜子脸。"

"哇！抽脂就可以变小脸，我也好想去试试！"

抽脂真的有如此神奇的效果吗？

大家一定要先认清一个正确的观念：人的脸部如不是病变，不会无端生出脂肪。

那么，随着年龄的增长，脸上为什么会多出一坨肉呢？脸部赘肉的产生，其实是源于人体自我保护的机制。

当皮肤老化、松弛后，松松地挂在脸颊上，人体为了保持这些皮肤正常的新陈代谢，会生成多余的脂肪填充在中间，以维持松弛皮肤的张力。很聪明吧？

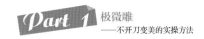

这时候，如果顾客自作聪明，利用外力的方式把这些她认为是赘肉的脂肪给处理掉，松弛的皮肤顿失依靠，无法进行循环与代谢，反而会加速脸部的老化。

两位美女口中的那位女星，抽完脸部脂肪后，也许确实可以变成小脸，但看起来苍老许多，再也没有原本那么青春可爱了。

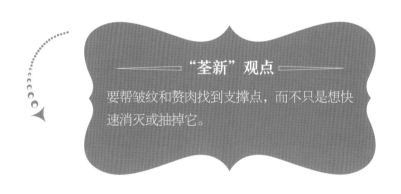

—— "荃新"观点 ——
要帮皱纹和赘肉找到支撑点，而不只是想快速消灭或抽掉它。

顾客树立了正确的观念，就可以讨论科学的改善方法了。

我们当然不会为了皮肤的新陈代谢就让赘肉挂着，对它不理不睬，而是先将松弛的皮肤提拉，回到正确的部位，找到稳固的支撑点，固定轮廓；身体自然会发现皮肤没有下垂的问题，不必再制造脂肪了。

一旦脂肪停止增生，再考虑采用哪种疗程溶解掉之前增生出来的脂肪，这才是最彻底的解决赘肉的方式。

　　在必要的时候，先施打肉毒杆菌素，来放松紧绷的肌肉；肌肉放松后，皮肤就容易向上缩紧，此时是皮肤修护的黄金时期，应辅以光疗、补充美微素，刺激皮肤恢复活性，改善皱纹、黯沉，恢复皮肤的弹性，像这样复合式的疗程方能兼具效率与效果。

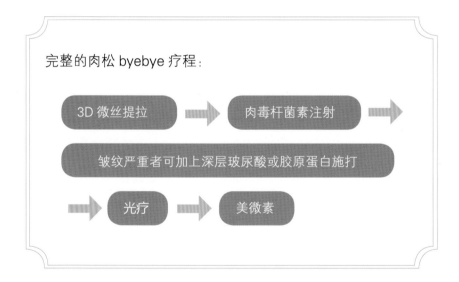

13

立马颠覆：

咀嚼肌肥厚与国字脸不能只靠肉毒杆菌素来解决。

肉毒杆菌素让难缠的肥厚咀嚼肌放松萎缩，不需要抽脂、不需要削骨见血，脸型变 V 变小，从此不需修片？

各种按摩、瘦脸霜都没办法让下半脸变小，施打肉毒杆菌素却能有效做到。

但是，如果造成顾客下半脸肥大的主因不是咀嚼肌，那么光施打肉毒杆菌素，也会让她大失所望。

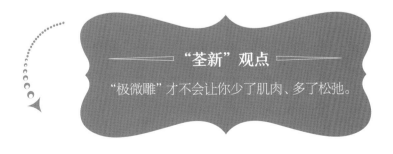

—— "荃新"观点 ——

"极微雕"才不会让你少了肌肉、多了松弛。

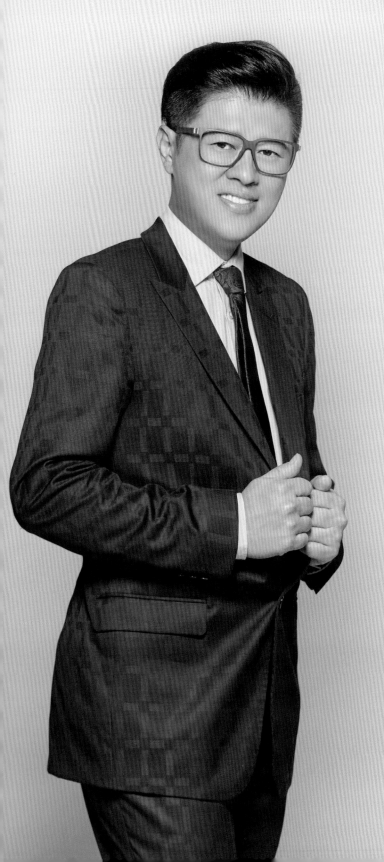

下半张脸不只有咀嚼肌，还包含了肌肉、脂肪、筋膜以及皮肤。如果只是单纯地让肌肉放松，却没有处理放松后支撑的问题，反而更易显现老态。

必须把"咀嚼肌关节"这一带当成一个支撑部位看待，不能只把肌肉萎缩变小，应该同时把"咀嚼肌关节"上方的提拉固定做好，也可用电波拉皮仪器把"咀嚼肌关节"下方的皮肤收紧。这样系统地看待与处理，才符合极微雕的美学理念。

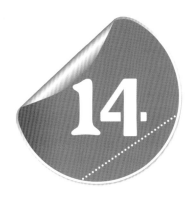

14.

立马颠覆：

男性肤质较硬，处理老化的方式和女性不同。

　　影响一个女人，便是影响一个家庭。不少男性顾客，因为爱人或者女性朋友的介绍，也要来试试她们做过的疗程，却发现，疗效远没有达到预期。

　　为什么夫妻俩做同样的疗程，夫人的效果很满意，先生的却差强人意？

　　因为他们都忽略了男性肤质比女性的硬这一事实。

　　男性的肤质较硬，胡乱填充，不但不会实现预期效果，还可能产生结块、位移等现象，事后处理起来更加麻烦。

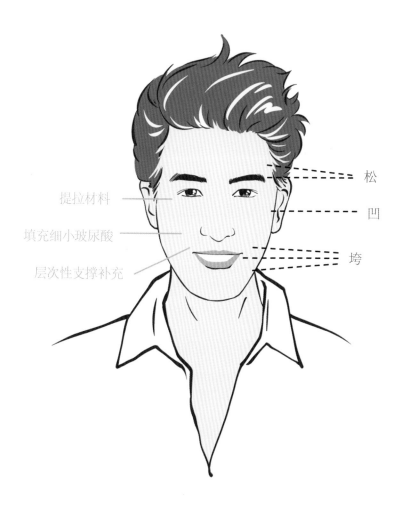

提拉材料

填充细小玻尿酸

层次性支撑补充

松

凹

垮

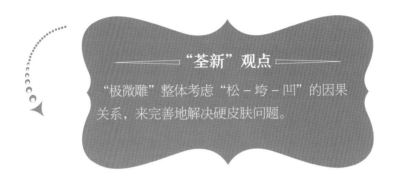

——"荃新"观点——

"极微雕"整体考虑"松-垮-凹"的因果关系，来完善地解决硬皮肤问题。

男性的皮肤特性，决定着疗程的差异化处理。

以改善眼部皮肤为例，男性的眼周想要恢复紧实，要从以下几点着手。

首先，要考虑将支撑不足的眉弓骨、眉间、鼻山根及太阳穴上下方发际线等给予提拉固定，解决"松"的源头。

其次，解决"垮"下的损伤软组织，可考虑把下垂的法令纹、两颊、苹果肌部位等给予适当材料的层次性支撑补充。

大致完成后，若还有目视的小小细微"凹"的缺陷，也可再少量填充细分子玻尿酸。

这些都需要有经验的医生做出正确的判断，以及顾客的耐心配合。

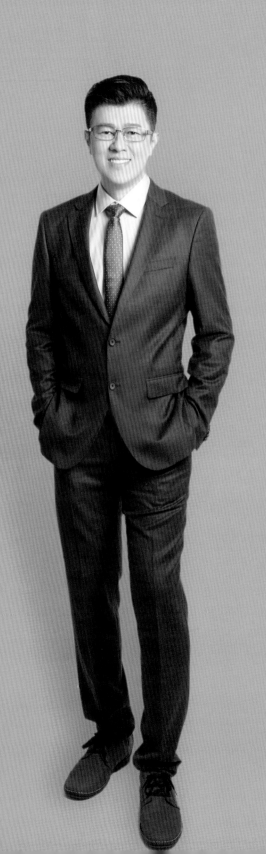

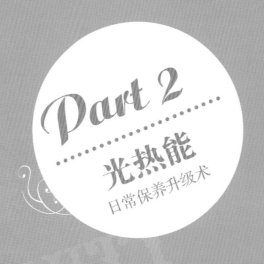

Part 2

光热能

日常保养升级术

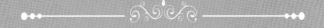

如何让顾客日常的保养更显成效？
适当的光热疗，
能够恰当补充皮肤修护的不足，
为健康与美丽加分！

15

立马颠覆:

美容光? 医美光? 傻傻分不清!

　　自从"午休美容"兴起后,"偷空"做个时间不长的美容疗程已是上班族常见的快速美丽保养法。然而,以前顾客大多是做个脸、照个红外线,曾几何时,竟也流行起速速打个激光、脉冲光,好像光疗已经成为基础保养似的,人人适用。

　　这种现象令许多海内外的医生朋友们担忧,因为他们清楚,"医学美容"所使用的光,并非《星球大战》里的光剑,每个人都可以玩;更别说升级到医疗层级、强度更高的激光了!顾客在浑然不觉中已经被带入了"美容医学"领域。

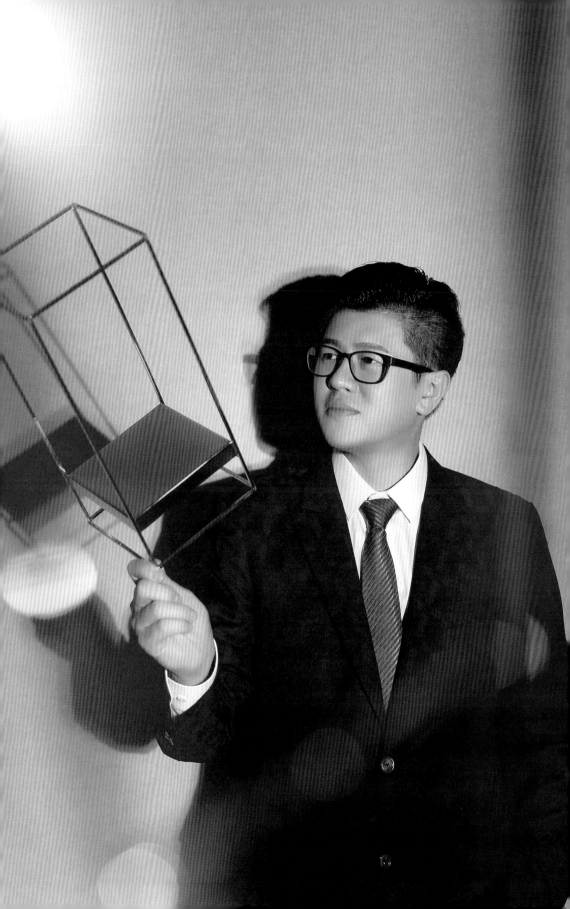

激光，也就是我们常说的镭射光。由于被大肆宣传，很多顾客乃至不少从业者都误以为，激光疗法是相当普遍与安全的疗法，不会产生任何危害。

现在，需要重新审视一下自己的美学理念了！

顾客的皮肤问题在"生活美容"领域是否可以解决？如果有合适的疗程，那么请顾客作为首选。如果需要借助"医学美容"手段才能改善皮肤状况，也可请顾客考虑。一旦进入"美容医学"领域，就需要顾客慎重选择了。

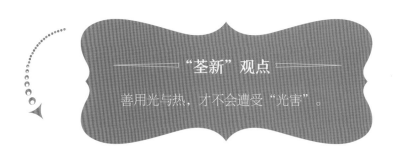

"荃新"观点

善用光与热，才不会遭受"光害"。

在医学界和美容界，光疗都有着广泛的应用。不少媒体喜欢引用这样一则事例，早在 20 世纪初，美国国家航空航天局（NASA）就运用 LED 光源对宇航员的肌肉与骨骼进行适度照射，促进伤口愈合。因为不同波长的光能够不同程度地激发细胞的活性，加快新陈代谢。NASA 的医学实验证明，"在波长为 650nm 左右的红光照射下，胶原蛋白产生的数量比人体正常细胞分化所产生的足足增加了 5 倍"。

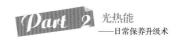

不需要介质，就能"穿透皮肤""产生热能"。光的两个特性让其成为医学界和美容界的宠儿。医学界早已证实，光热能可以促进血液循环，加速淋巴排毒，增强组织修护。而美容界使用光热能来达到皮肤保养的效果也已实践多年，具备散热功能的小美容仪，在各种电商平台备受欢迎，足见其市场接受度之高。这种非医疗仪器的美容器材，更是一般美容中心不可或缺的设备。最常见的便是红外线、远红外线、岩盘、蒸气、离子活化光热能、超声波热能等。

我们身边充满了光热能的美容及保健商品，但重点是，这些保养行为都是非侵入性、非剥落性的，都属于低能量的"照光"和"热"的层级，不会产生反黑现象。

美业人员需要树立正确的光热理念：在医学美容领域，它可以促进组织修复和再生；而在美容医学领域，则是问题组织的破坏后再建设。如果搞错了，后果将不堪设想。比如，顾客脸上有很多痘印，他需要的是美容修护的剂量，而你给他的却是美容医学的仪器能量，这就是不妥当的。千篇一律地用同样的光热能，服务所有的消费者及所有的肤质，这也是有问题的。光热能只是一种手段，必须正确使用医疗仪器，用保养的方式兼顾养护有问题的皮肤，才可以给顾客最佳的照顾。

即便"午休美容"的种类繁多，如买衣服和化妆品一样方便，还是建议顾客慎重选择光疗项目。自己在家中进行的热能保养，必须为非侵入性、非剥落性的。

16

立马颠覆：

低能量的光热疗可为美容加分。

光热疗的普及，让爱美人士享受到了美容的便捷。想要为顾客提供更专业、更安全、更健康的解决方案，还需要对光热能有更多的了解。

首先，不能把低能量的照光，与激光、脉冲光等高强度的光混为一谈。低能量的照光，就像是网络的"优化"一样，在设计良好的整体美容疗程里，从最基础的清洁保养到深度的修护保养，照光与保养品的使用相辅相成，都是加分项。

低功率光疗，即弱激光治疗法（Low-Level Laser Therapy，LLLT），由匈牙利塞迈尔维斯大学的 Endre Mester 教授于 1967 年首次提出，目前已经应用于诸多领

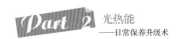

域。皮肤科医生可以用它来有效地防治痤疮，在医药与外科手术中，对加快伤口愈合疗效显著，在专业田径领域，还能够缓解运动引起的肌肉疲劳，提高肌肉耐力。

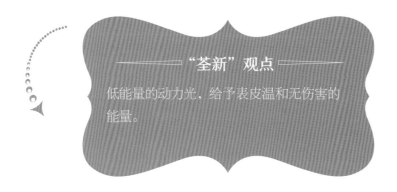

——"荃新"观点——

低能量的动力光，给予表皮温和无伤害的能量。

市场上的光热疗五花八门，"彩色光""柔肤光""美颜光""白雪光"等都是很美的名词，基本上就是运用照光的热能原理，而它的正式名称是"光动力疗法"（Photodynamic Therapy，PDT）。

光动力是一种低能量、高亮度、安全稳定的二极光（LED），是从太阳光中分离出来的特殊的纳米级的波长光，是足以深入皮肤底层的单频光线。科学研究证明，光动力的波长可刺激细胞生长，使其速度较正常快 5 倍，作用于伤口的治疗与修护效果良好，用在青春痘伤口与保养品导入上也成效显著。

但切忌：不可用它来为顾客进行美白与除斑。

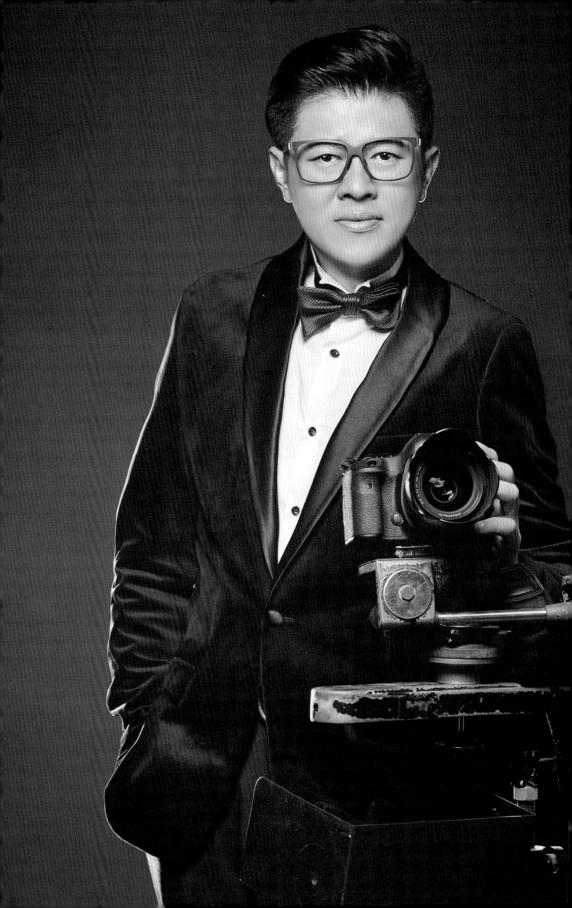

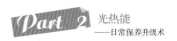

目前美容领域主要应用的四种光动力

类型	蓝光	绿光	黄光	红光
波长	415nm	525nm	590nm	660nm
作用	运用光线与痤疮杆菌内的紫质发挥作用，进而消灭细菌	大自然的基本色调	促进细胞新陈代谢，加强血液和淋巴循环	刺激纤维母细胞，增生胶原蛋白，以改善肤质
疗效	改善毛孔粗大；治疗青春痘；毛孔阻塞；粉刺；平衡油脂；舒缓镇静	均匀肤色；改善黯沉；平衡、镇定；因疲劳引起的皮肤松弛；黑头粉刺；暗疮	加速伤口愈合；代谢黑色素；提升细胞氧的交换，加速保养品吸收	抑制发炎；改善细纹；改善术后或青春痘红肿；保养品深层导入；改善过敏性肌肤
医生建议	辅助酸类及抗生素，对抗不易治疗的青春痘，缩短疗程时间	无特殊注意事项	无特殊注意事项	无特殊注意事项

注意事项：皮肤对光敏感者、正服用光敏感药剂者、孕妇不得使用。

立马颠覆：

医学美容仪器所产生的光和热，可帮助皮肤保养，为保养美容加分。

在科学的指导下，各式各样的医学美容仪器可以将顾客的皮肤调整到一种理想状态。不管这些仪器是哪家公司生产，或是取了怎样与众不同、响当当的疗程名字，我们只要记住，它们之所以能够发挥治疗作用，基本上仰赖"光"与"热"两种能量的运用。

光能与热能，也有不同的安全级别。医疗美容中所用的光能，最安全有效的就是"脉冲光"（Intense Pulsed Light），而热能的运用最安全有效的就是"点阵激光（Fractional Laser）"了。

也正是因为这一点，许多从业者想当然地认为："脉

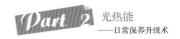

冲光和点阵激光非常安全，任何顾客都可以用。"

其实，脉冲光和点阵激光红到被滥用，甚至被拿来取代保养，这也是一种误区。毕竟，它们都属于医疗器材，难免会产生副作用。这些因素是否一同考虑在疗程内，顾客的皮肤能否承受？即便它们再安全，在操作层面也有一定的要求，只有受过专业训练的医生才能使用，一旦使用不当，也会对顾客的皮肤造成一定的伤害。

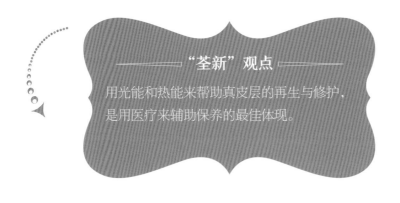

——— "荃新" 观点 ———
用光能和热能来帮助真皮层的再生与修护，
是用医疗来辅助保养的最佳体现。

美容保养的效果要进一步提升，借助光热能是一个安全有效的途径。光能和热能可以无创口地突破表皮层，帮助美容保养不易达到的真皮层得到强化修护。因此，光热能的医学价值，是帮助真皮层各种组织的增生、再生与修护，从医生的角度来协助美容护肤进阶。

在此过程中，大家最容易走入的误区是，许多不健康的肤况也一样适合进行光疗。

这一点尤其需要引起我们从业者的警惕，科学严谨地对待客户的皮肤。如果顾客的皮肤状况不健康，存在着这样那样的隐患，则不建议进行光能与热能的强烈刺激。

那么，遇到皮肤状况不佳的顾客，怎么办？

首先，透过专业的医疗团队对顾客的皮肤进行全面评估。然后，才能提出有针对性的治疗方案，什么时候该建设，什么时候该破坏，什么时候该补充修护等。因此，不同的肤质，不同的皮肤问题，都有对应的治疗与修护方式。

如果顾客一进诊所，你就立刻推荐他们打某种脉冲光或某种激光，那么顾客有可能会对你的专业度产生怀疑。随着顾客的科学素养和文化素养的提升，武断地推荐顾客做某个疗程，以为这样就能解决顾客所有的皮肤问题，没有审视皮肤的真正所需与正确的保养方式，自然也就得不到顾客的信赖。

温和地使用光热能来辅助美容保养的两大"特别"之处：

可加入保养能量来刺激真皮层；

可运用能量来治疗问题皮肤。

立马颠覆:

医学美容千万不要赶流行,并不是越新潮、越多人做的
光疗就是顾客的皮肤所需要的。

　　近几年,台湾的光热疗已相当普及。走在台北的忠
孝东路上,随便做个市场调查,就会发现,十个美女中
有九个都有可能做过这方面的疗程。随着美容市场的迅
猛发展,中国大陆美业的发展也很快。

　　既然市场如此火爆,各家诊所也看准时机,不断地
推陈出新,"天使光""粉饼光""白瓷光""晶钻光"
等一大堆相当吸引人的光疗纷纷出现,看得美女们眼花
缭乱,每出现一种"新的光",都想尽早尝试。如同听
闻某国际品牌又推出了新品包包,惹得美女们争相购买,
收入囊中一样。尝试新的光疗,也是"爱美绝不落人后"
的一种表现。

　　顾客存在这样的消费心理，并不意外。但作为美业从业者，不能人云亦云，误导消费者，盲目推荐疗程。引导顾客养成正确的美容观，对自己的皮肤和健康负责，才是对顾客最贴心的照顾。

　　遇到尝试新的光疗的顾客，一定要提醒她：医学美容千万不要赶流行，并不是越新潮、越多人做的光疗就是你的皮肤所需要的！

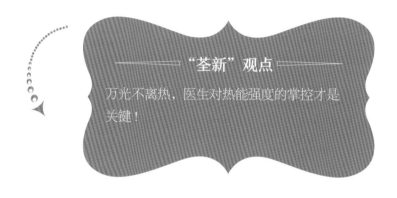

————"荃新"观点————

万光不离热，医生对热能强度的掌控才是关键！

　　目前，借助医疗仪器来为美容加分，似乎已成为皮肤美容的主流。那么多的光疗仪器怎么区分呢？

　　激光仪器虽然日新月异，名称五花八门，但事实上，医学美容领域能够使用的安全性高的激光仪器都大同小异，只是各家诊所为了区别营销，想出了许多标新立异的名词而已。

　　激光（镭射光），能够在极短的时间内放出高能量，并产生热能，可切割、封合皮肤组织。在医学领域，它起初主要用于皮肤肿瘤的治疗，后来才渐渐用于辅助美容上。

　　激光疗效的显著与否，往往仰赖于医生对激光仪器操作的准确与否，

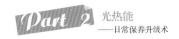

以及对波长的判断正确与否。

试想一下，激光与脉冲光这种医疗级别的光热能，怎么可能让没经过训练的人施打呢？

当高强度的光，产热作用于需要治疗的部位，不可避免的，周围好的皮肤也或多或少会受到"波及"。此时，如何让马儿好、又不能吃到旁边的草，这就要凭借专业医疗团队的经验判断了。

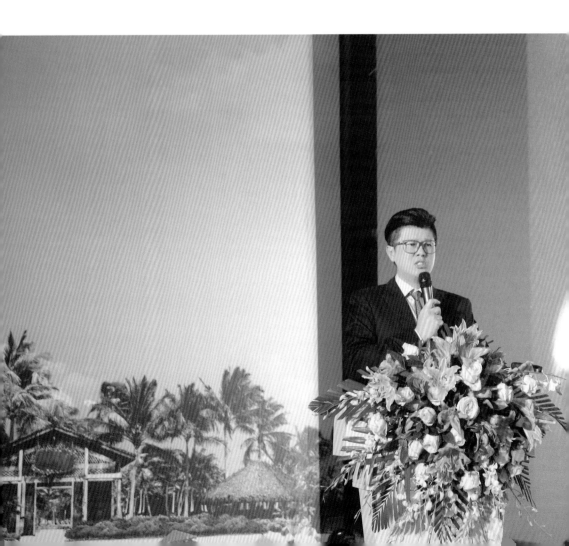

动力光、脉冲光与激光比较表

	动力光	脉冲光	激光（镭射光）
光波	二极光(LED)，是从太阳光中分离出特殊纳米级波长的光	波长介于 550 ～ 1200nm，分布较激光广泛	高能量的单一光束，是经由激发辐射而产生的光
特性	低能量；高亮度；安全稳定	温和；变频、变焦、变能、变范围的特性；可分段选择不同光波	高能量；稳定性高；不易扩散
治疗	深入表皮底层，刺激细胞，使细胞生长的速度快5倍	根据皮肤不同组织对不同光波的刺激产生不同反应的原理，用于改善微血管病变、肤色不均、黑斑等肌肤问题	高能量；稳定性高；不易扩散
种类	蓝光；绿光；黄光；红光	传统广谱脉冲光；高能广谱脉冲光；高能窄普脉冲光；低能广谱脉冲光；低能窄谱脉冲光	二氧化碳激光；红宝石激光；铒雅克激光；染料激光
恢复期	不需要	平均1周左右；需等待伤口复原及痂皮脱落	皮肤通常只会发红或热胀几小时；几乎没有伤口
副作用	不会红肿结痂；不反黑	疼痛、红肿、脱皮、起水泡、结痂、皮肤色素沉淀，甚至是永久性疤痕	疼痛、红肿、脱皮、起水泡、结痂、皮肤色素沉淀，甚至是永久性疤痕

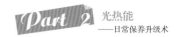

市场上的脉冲光和点阵激光疗程，多为依靠使用的治疗剂量不同，直接刺激皮肤。而运用"荃新"观点的光热能则大不同，它是通过刺激真皮层来辅助美容保养，以达到强化修护的目的。而且，没有副作用和恢复期！

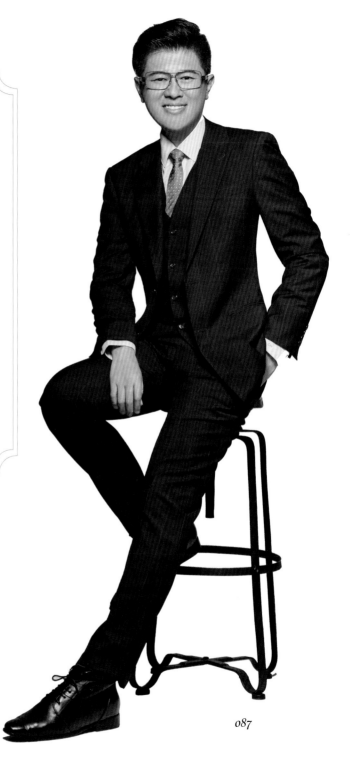

19

立马颠覆：

想借助仪器完全取代保养品是本末倒置，浪费医疗资源。

当我们为顾客全面、综合地评估了皮肤状况，制定了专属疗程，由专业的医疗团队具体操作后，顾客会惊喜地发现，他们的皮肤果然变得更美丽健康了。

因此，有一部分顾客甚至从业者认为，在点阵激光和脉冲光的安全性有保障的情况下，那就用这些仪器来做日常保养好了，这样岂不是更科学、更有效，还能节省下购买保养品的费用。

如果顾客的肤质不错，皮肤上也没有斑点、疤痕等问题，却经常跑去打脉冲光或点阵激光，而又疏于保养，不再自己做保湿、修护，真的能既保养了皮肤，又节省了费用吗？

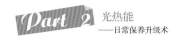

事实上，顾客的皮肤在受了光疗的刺激之后，因得不到相应的营养，反黑的概率反而大幅提高，如此说来，单纯借助仪器来取代保养品的做法，真是得不偿失，这也足以引起从业者的注意。

当发现顾客进入了这种美容误区时，一定要帮他们及时纠正。

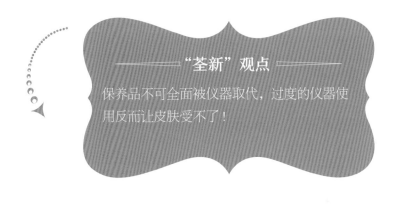

"荃新"观点

保养品不可全面被仪器取代，过度的仪器使用反而让皮肤受不了！

保养品的使用，是美容保养的基础。要提醒顾客，这是不可忽略和不容偷懒的环节。同时，帮他们根据自己的皮肤状况，选择适合的保养品。

当然，皮肤的强大防护功能，使保养品的吸收也受到了很大的局限。如何突破保养品护肤的这种保养极限呢？

通过"定格美颜"的三个层次，即真皮再生、皮肤提升、对症下药的补充，让保养品能够被皮肤更充分地吸收。

皮肤补充了优质的保养品，而且充分吸收后，还有一个自行修护的过程。有些顾客的肤质修护的较慢或不理想时，就可以借助光能和热能的辅助，温和地刺激表皮层及真皮层的各种组织再生和增生。

　　需要再次强调的是，一定要科学严谨地来看待护肤品的使用与美容仪器的使用。这两者是相辅相成的，谁也代替不了谁。要想皮肤好，基础的保养为首要。但仪器在不断进步，如果正确地使用在皮肤上，可以让保养护肤得到升级。光热能的辅助就是最明显的例子，它可以无创口地突破皮肤屏障，促使皮肤恢复健康机能，让保养品更好地发挥功效。

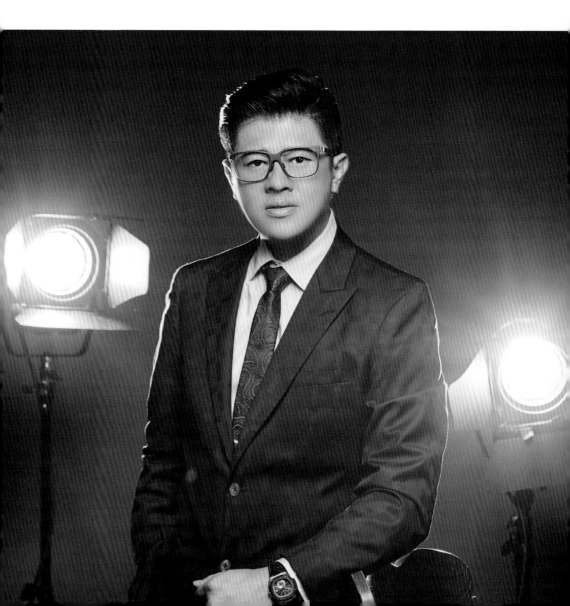

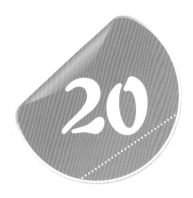

立马颠覆：

用适度的激光可对抗初老。

曾经肆意浑洒青春的年轻人越来越被"初老"综合症所困扰。不知不觉间，他们猛然发现：曾经苗条的身材，如今只要一坐下来，小腹就有了一圈肉；以前三五好友去唱 KTV，唱到天亮还不罢休，现在只要熬夜一天，就会累一个礼拜；曾经不屑一顾的保温杯，如今成了随身携带的生活必需品……

大家在网络上讨论着各自的"初老"表现，有人甚至归纳出了数十条，以备大家自行对照。"初老症"也便成了时下流行的词汇。

在美业领域，"初老症"一词出现得格外频繁。每一位找到我们的顾客，都希望能抵抗衰老，永葆青春。我们所有的努力，也正是为了成就他们健康美丽的人生期望。

但保持美丽需要顾客和我们共同而持久地努力。当顾客的皮肤出现初老的症状，"以前烦恼青春痘，现在烦恼小细纹"，更加关注健康养生时，就要提醒他们，是时候该进行美容保养了！更何况，环境的污染、紫外线的侵害，以及现代人复杂的生活形态等，导致初老现象已提早来临。

十几、二十岁的女生如果皮肤弹性结构良好，靠生活作息的调整与保养品的合理使用，就可以改善偷偷显现的初老症状。但如果顾客的年龄已超过25岁，再加上先天轮廓与皮肤结构不佳，就会使皮肤提早松弛、下垂，产生黯沉、黑斑、凹陷、皱纹等一系列问题，青春的"鹅蛋脸"变成超龄的"垮蛋脸"。

此时，仅靠涂涂抹抹已很难改善，必须正视皮肤的呐喊，选择适当和正确的脉冲光或激光仪器疗程，来为顾客做"深度保养"。

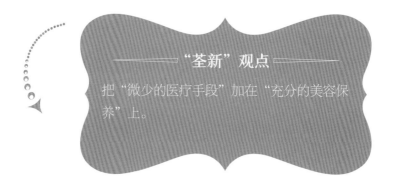

—— "荃新"观点 ——
把"微少的医疗手段"加在"充分的美容保养"上。

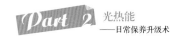
所谓的"深度保养"，是以适度的医疗手段来辅助美容保养。

保养品已经无法解决的问题，可以借助专业医疗团队的判断，采用微少的医疗手段，达到抗老化与皮肤修护的目的。比如，选择强度合理的光热能，或是功能性注射等，来搭配美容保养的充分调理。

如果顾客的皮肤产生了更严重的问题，诸如深层的斑、皱纹等，甚至松弛、下垂，就必须运用更多的美容医学，对症治疗。

身处快速发展更新的互联网时代，美容疗法有成千上万种，而我们为顾客选择的是从基础保养(表皮层护理)到定格美颜(突破表皮层补充)，再到 SD 美颜（突破真皮层补充）循序渐进的综合疗程。另外，搭配温和的光热能进行辅助，制定整体、完善的美肤、护肤升级计划，真正全面地照顾好顾客的皮肤所需，留住青春容颜。

> 人最纯真的渴望是：安全、安心、安稳的人生。
>
> 人与人互动的初心是：人美，心美，生活美。
>
> ——林立荃（小林医师）

立马颠覆：

想打激光？先看顾客的皮肤健不健康。

很多顾客一来就要求："我要祛斑。""我要祛纹路。""我要把脸上这些小瑕疵统统消灭掉。"

顾客来到我们面前，表现出的爱美之心一般都比较急切，我们要注意聆听他们的心声。等他们将心里的想法表达出来，我们再慢慢给他们讲解。

其实，脸上的斑点、纹路、小瑕疵的形成，绝对不是表面现象，事实上它是身体发出的警示，讲述着顾客的身体、皮肤背后的故事。

如果顾客只看到了冰山一角，就想头痛医头、脚痛医脚，乍看好像局部得到了改善，但潜藏在表皮下的危机，由于坐视不管，待到整个冰山浮出水面时再来治疗，

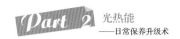

就必须花费更多的时间和力气了。

因此，做任何疗程之前，一定要全面评估顾客的皮肤状况。每位顾客的皮肤都在讲述它们自己的故事，选用的疗程也千差万别。

然而，并非所有的顾客都有幸享用到这种"私人定制"般的服务，很容易走入一些美容误区。

有的爱美人士看到朋友打了激光或脉冲光，整个皮肤看起来比较亮，瑕疵也少了许多，"觉得效果很好"，于是也很心动，跑去跟着打，坚持要做一模一样的疗程。谁知道，回家后就反黑了，而且很痛，不但皮肤没有变好，还戴了两个礼拜的口罩，哪儿都不能去。"同样的疗程，为什么效果迥异？"她只好怪自己的运气不好，殊不知，自己的皮肤和朋友的皮肤状况完全不同，尽管采用同样的疗程，也难以达到相同的效果。如果本身皮肤不健康，这样的疗程反而会让辛苦的皮肤受到伤害。

也有一些爱美人士本想要了解一下激光与脉冲光的作用，但禁不住过度宣传的诱惑，越听越心动，一下子买了十几、二十个疗程，因为整体算下来比较便宜，干脆把它当成了"高级保养"，每周都打。据说，全部疗程结束后，皮肤可以焕然一新，但最后也因没有成就感而不了了之。

一些消费者盲目去打激光或脉冲后，都出现了不同程度的光热能疗法并发症。有人会劝慰他们："反黑是正常现象，某些体质会、某些体质不会，反正戴口罩、做防晒，过一阵子就好了，爱美就要承受'美丽的过渡期'。"但事实上，顾客的皮肤可能并不需要这些"美丽的错误"。错误的保养反而害了皮肤。

临床上最常见的光热能疗法的副作用有反黑、皮肤敏感、血红丝、结痂、硬节等症状。有些人因受施打的部位热能太强，造成了皮下组织变性，变成无法复原的组织空洞化，皮肤表面看起来会呈凹陷状态。更有人因仪器操作失当，表皮烫伤太深，触及了真皮层，结痂脱落后，也会产生凹陷、厚薄不均等症状。

光热能是我们为顾客的皮肤服务的一种美容手段，一定要将这种疗法运用在正道，善于利用它的优点来和其他美容护肤疗程相辅相成，而不是有斑打斑，完全不顾皮肤当时的健康状况是否适合，最后反而对皮肤造成伤害。

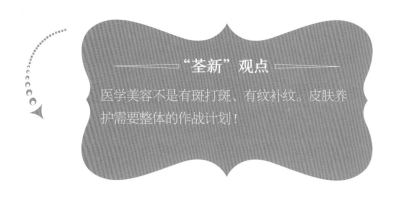

——— "荃新"观点 ———
医学美容不是有斑打斑、有纹补纹。皮肤养护需要整体的作战计划！

人的身体是很智能的，皮肤本身就具备自愈力。我们要不断地倡导爱美人士，让皮肤发挥自我的修护能力，这才是真正的保养。也只有设法让皮肤修护到健康的状态，所给予的外在保养成分才能被充分吸收，从而更简单地让容颜维持长久的年轻状态。

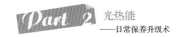
一定要告诫顾客：当皮肤处在不健康、甚至很糟糕的状态时，就冒然去做激光或脉冲光，你的皮肤可能承受不起！

要明白，光能与热能并没有实质补充皮肤营养！它的目的是借助外力刺激，无创口地突破皮肤屏障，增强真皮层再生修护，来使保养品的吸收力升级。

正确的方法是，配合专业的医疗团队所建议的保养方式，循序渐进地将肤质调整到良好的状态；然后再针对改善不了的皮肤瑕疵，局部使用高强度、有破坏性的美容医疗级的光热能，治疗真正顽固的斑点、老化等皮肤问题。

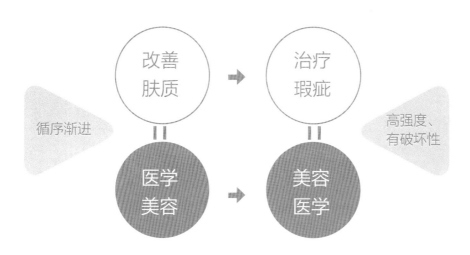

立马颠覆：

顾客的皮肤水油分布不同，光热能疗法的顺序也不同。

"小林医师，到底是激光效果好，还是脉冲光效果好？"经常有顾客这样问我，而这又是顾客很容易陷进去的一个美容"误区"。

我们不能单纯地比较激光和脉冲光，到底哪个效果好。这是两种不同的美容疗程，它们各有各的优势，也有各自的局限。合理地使用这两种疗程，都可以起到美肤、护肤的功效。

具体怎么将两者结合起来，这就是一门学问了。

激光和脉冲光虽然同样都是光热能疗程，但是运用的前后顺序不同，施打时的距离不同，可以解决的皮肤问题也不同。而其中的关键，就在于顾客当下皮肤的水

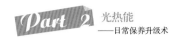

油分布状况。

现在清楚了吧，为什么有的消费者看到自己的同事、朋友做了某个光疗程后"容光焕发"，而自己跑去做一模一样的疗程，反而效果不好。因为，皮肤状况不同，尤其是水油分布的情况不同，却使用同样的疗程，自然达不到理想的效果。

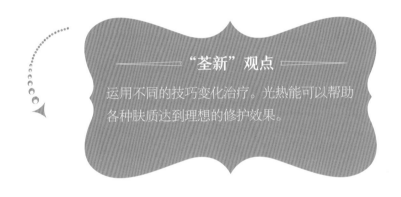

——— "荃新"观点 ———

运用不同的技巧变化治疗。光热能可以帮助各种肤质达到理想的修护效果。

光热能疗法在医学美容与美容医学领域应用广泛，其核心理念主要体现在：第一，医学美容的"促进组织修护和再生"；第二，美容医学的"问题组织破坏后再建设"。

总之，是通过刺激表皮层和真皮层进行再生修护。所以，针对不同的肤质，搭配相应的光热能疗法组合，就能达到皮肤再生修护的目的。但绝非每一种肤质都千篇一律地进行同样的光热能疗法，这一点必须要引起足够的重视。

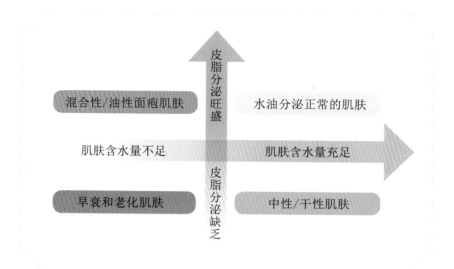

具体采用哪种光热能疗法的组合，还要依据顾客的皮肤状况而定。皮肤的水油分布状况是很重要的一个参考因素。以下三种情况，可以作为参考。

1. 水油分泌少的皮肤不适合光热能疗法

皮肤的水油分泌少，意味着顾客的皮肤状态已经非常脆弱了。此时，

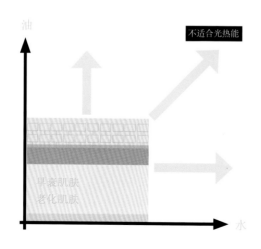

若用光能与热能刺激它，皮肤是没有办法承受的，更谈不上修护了。可能一施打光热疗程就烧焦反黑，反而弄巧成拙。

顾客的这种皮肤状况，必须运用"定格美颜"与"SD美颜"的疗程来修护，渐渐

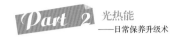

刺激胶原蛋白增生，让保养品能够充分吸收，使皮肤恢复健康。只有皮肤恢复到健康状况，才能评估是否需要光能与热能的辅助。

2. 水多油少的皮肤先用脉冲光，再用点阵激光

水多油少的肤况，比较容易变成干性皮肤与过敏肌，导致皮肤免疫力变差，即真皮层下的皮肤组织受损，淋巴循环、血液循环不畅。

因此，必须先利用脉冲光波长较宽的特性，刺激真皮层各种组织的再生修护，促进血管淋巴循环得以改善，同时补充大量富含补水、锁水成分的保养品，让皮肤的胶原有效增生。

以上疗程做到位以后，才能用激光的能量来刺激真皮层底下，层层强健皮肤组织，达到水油平衡的目标。

在此过程中，同步采用零热能或微热能的美微针，用微创的方式补充美微素，可以加快效果呈现。

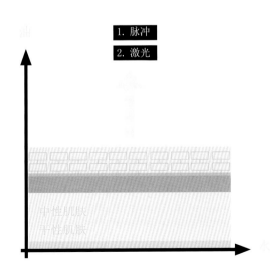

3. 水少油多的皮肤先用点阵激光，再用脉冲光

因为长痘痘的急性期不能做微创，所以油性皮肤可以先用点阵激光的变化技术，探头远离皮肤施打。其目的是让表皮接受均匀的、适当强度的热刺激，先处理令人困扰的急性期痘痘问题，让角质和全脸不同时期的痘痘能够同步被干燥化。如此，凝固后的角质和痘痘才会变成均匀掉下来的皮屑，脸部进入"同步的痘痘休止期"，看起来会干净光亮许多。

接着，再用脉冲光其波长较宽的特性刺激真皮层各种组织的修护，使血管淋巴循环更为通畅，同时补充大量富含控油补水成分的保养品，加强皮肤组织的调理，达到健康的水油平衡。

在此过程中，同步采用零热能或微热能的美微针，用微创的方式补充美微素，也可使效果更快呈现。

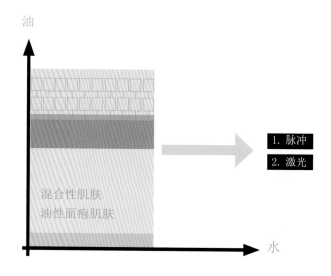

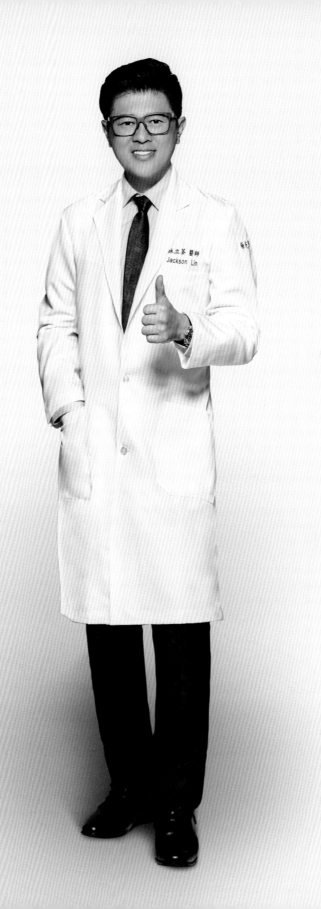

23

立马颠覆：

运用光热能破坏皮下脂肪组织，进行所谓的"溶脂"，

可辅助和部分替代"传统"的抽脂手术。

　　美丽与瘦身，好似爱美人士一辈子的功课。但凡听闻有什么新的美容技术，便会跃跃欲试。其实，利用好光热能，也能助顾客一臂之力。它不仅可以帮助顾客塑造美丽的脸庞，对身材变苗条也有帮助!

　　为了更好地展现身体的曲线美，之前顾客选择的大多是传统的医疗方式，即把脂肪"抽"出来。抽脂是一种必须全身麻醉的大手术，不但有风险，也很难避免抽脂的部位术后产生凹凸不平的状况。

　　抽脂后，很多人穿衣服的确凹凸有致，曲线是变美了;但脱下衣服后，看到局部的皮肤不再平整，便又多了一

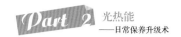
份烦恼。

如今，广受欢迎的"溶脂"，较"抽脂"多了一份安全和便捷。

溶脂瘦身几乎没有太大的手术风险，还可以预防和缓解术后皮肤凹凸不平的问题，这就是将光热能运用在了"对"的地方，带给消费者又一大福音。

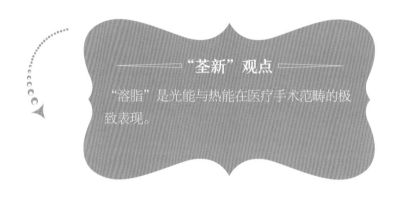

——— "荃新"观点 ———

"溶脂"是光能与热能在医疗手术范畴的极致表现。

顾客也许会好奇："不手术，怎么能让多余的脂肪消失呢？"

这时候，就该展现你的专业素养了。

将光能与热能的有效能量加强，以侵入到皮下组织来"破坏"脂肪细胞，这就是"激光溶脂"。

光能与热能的有效能量，也可以无创口地穿透表皮层和真皮层，到达皮下脂肪层，将脂肪细胞破坏掉，代谢而出。如热立塑 Liposonix 聚焦音波溶脂，就是不需要手术、运用光热能来破坏皮下脂肪的方式，不但避免了传统抽脂手术的并发症，顾客也不需要忍受极大的痛苦与不便，就能为自己的身材加分。

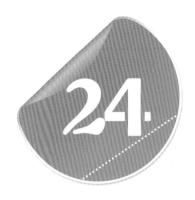

立马颠覆：

优良的医疗仪器不一定是最新的或噱头十足的广告商品。

科技为美业的发展插上了翅膀，各式各样的新型医疗仪器层出不穷。很多顾客误以为，选择仪器疗程，就要选最新的、最流行的。

可是，最新的医疗仪器就意味着最好的疗效吗？

使用最新或正在流行的医美器材，未必是对顾客最好的。依据个体的需求，请医师团队"量身定制"的最适合顾客皮肤的疗程，才是对顾客最负责的选择。

这种所谓"量身定制"的复合式疗法，可以针对顾客想要解决的皮肤问题，研发设计出"个性化"的皮肤对策。除了让每一种仪器与疗程都能达到重点深度治疗

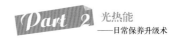

之外，更重要的是，可以同时将皮肤恢复到一定的健康程度。这种标本兼治的方法，真正解决了顾客对耗时与耗财的顾虑。

"治疗＋养护"兼备，以这样的思路和方向所设计的光热能仪器疗程，还能减少不必要的副作用发生，更有能力修护数次被光热能"破坏性建设的"皮肤瑕疵部位。

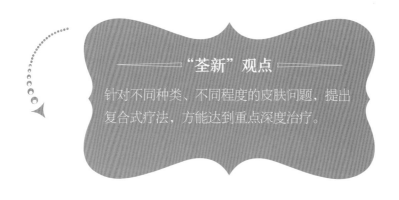

————"荃新"观点————

针对不同种类、不同程度的皮肤问题，提出复合式疗法，方能达到重点深度治疗。

一名优秀的美业从业者，既要懂专业，又要懂顾客。

光热能的医疗特性有哪些，主要针对哪些皮肤问题，有哪些特别的注意事项等，这都是需要做的功课。只有树立了正确的美容理念，掌握了扎实的专业知识，才能更好地为顾客服务。

顾客遇到了哪些皮肤问题，提出了哪些治疗需求，如何协调顾客的需求与皮肤状况之间的矛盾等，更需要科学认真地对待。否则，在顾客的皮肤已没有能力修护时，还要揠苗助长，强加光热能，反而让皮肤"无福消受"。

做好这两点，再来设定光热能的治疗组合和操作方式。

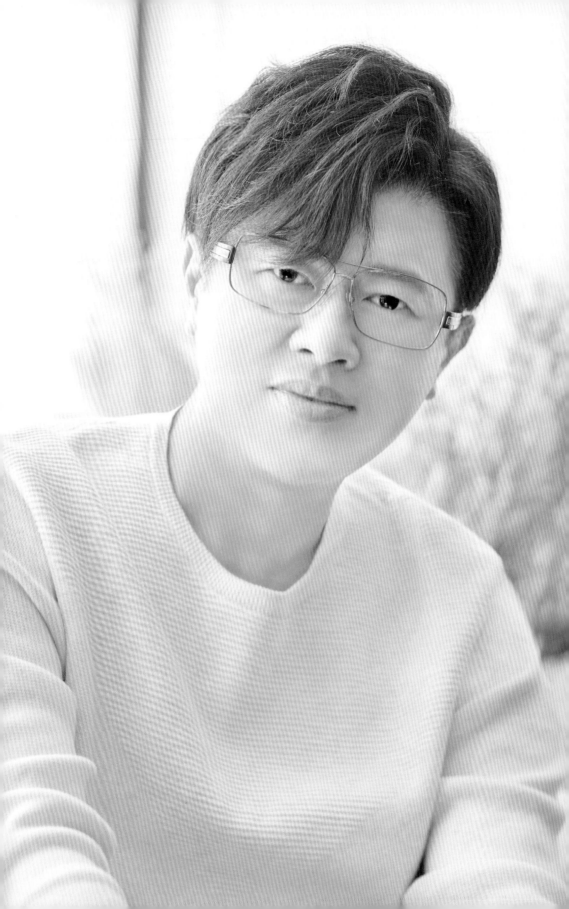

理想的疗程，正是用"私人定制"的方式，设定每个人不同的能量强度与频率，并辅以不同需求的美微素补充，达到个性化、定制化的治疗效果。

　　　　光能与热能，只是皮肤治疗的手段之一，不要被放大化的效果宣传所蒙蔽。光热能的有效能量，有破坏，也要有建设；就像水一样，可载舟亦可覆舟。因此，正确使用医疗仪器的同时，也必须能够用保养的方式来兼顾养护问题皮肤，才能达到最佳效果！

想让皮肤得到深度滋养

还需要适当地为皮肤注入所需的微少元素。

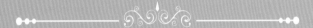

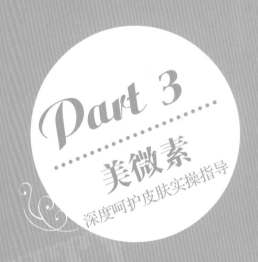

Part 3

美微素

深度呵护皮肤实操指导

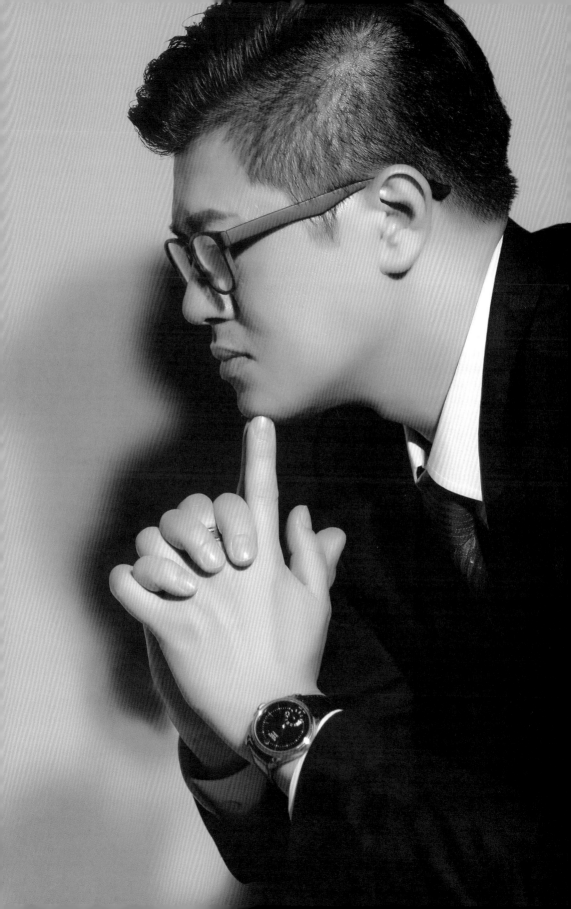

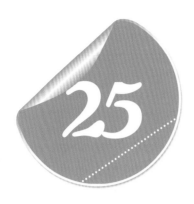

立马颠覆：

"保养"是门科学，不是心理学。

"云想衣裳花想容，春风拂槛露华浓。"哪一位顾客不想拥有闭月羞花的容貌，婀娜多姿的身形？然而，健康美丽的皮肤，不是想出来的，而是需要科学地养护。

同样大的年龄，有些人皮肤紧致，面色红润，身材苗条，而有些人却皮肤松驰，面色蜡黄，身材臃肿。之所以会有这么大的差别，只是因为一个懂得给身体做保养，而另一个却停留在想的层面，并没有付诸实践。

皮肤保养是身体保养中的重要一环，它并不仅仅局限于养成良好的生活习惯和掌握正确的皮肤护理方式，特别是面对衰老的皮肤，只在表皮用功是不够的，还需要突破表皮层和真皮层，在真皮层底下用功，才能真正

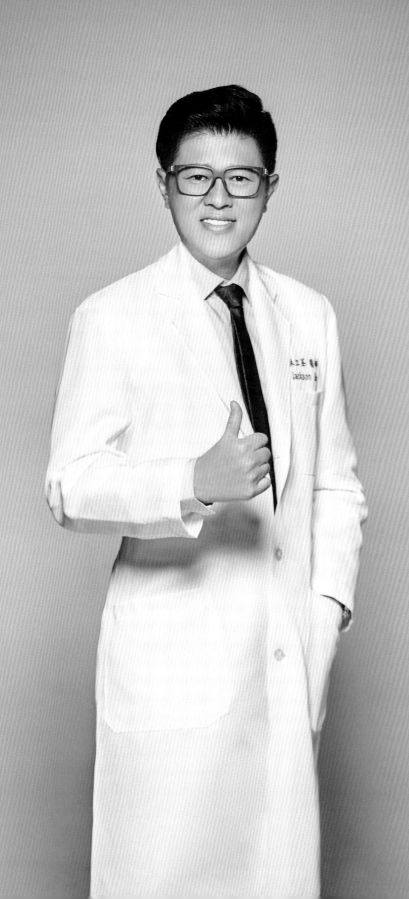

解决"松""垮""凹"等一系列的皮肤问题。

对皮肤进行深层次"修护"和"营养补给",首先需要明白皮肤的需求,找到皮肤真正需要的手段与成分。其实,无论是生活美容、医学美容、美容医学,还是手术整形,都有一定的科学依据。但作为美容从业者,最忌讳的就是单凭客户的喜好来盲目推荐。

"客户喜欢什么,就给承诺什么。"这是对顾客不负责任的做法。

美容讲究科学,皮肤保养更是如此。面对需要深层次皮肤保养的顾客,需要专业的美容团队,根据顾客的年龄、肤质进行一系列的科学诊断,为其量身定制个性化的保养疗程。

那么,皮肤深层次的保养从什么时候开始? 用什么办法好呢?

从 20 岁开始,用美微针和美微素补充就能做到!

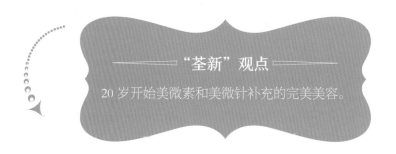

—— "荃新"观点 ——
20 岁开始美微素和美微针补充的完美美容。

美微素是皮肤的"高级"保养品,由专业的美容团队根据顾客的不同需求,搭配不同的比例,特别调配而成。而美微针,正是促进美微素更好吸收的一种方式。

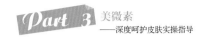

正如我们身体需要各种维生素一样，美微素也相当于我们皮肤所需的维生素，每个年龄段的人都需要及时补充。

这种"维生素"的缺失，会让皮肤的"初老"现象提前或者加剧。只有每寸肌肤都得到"维生素"的充分补充，各部位不同程度耗损老化的肌肤才得以同步和有效率的再生与修护。顾客的皮肤健康了，自然也比别人老得慢。

但现代人的皮肤真的很辛苦，一方面要抵御污浊的空气，另一方面长时间使用电脑、手机等电子设备。很多上班族会不同程度地出现脸颊过敏，脸部红肿脱皮等现象。而导致这些症状的源头，正是皮肤内部的油脂和水分无法得到平衡。

顾客遇到这样的困扰，可以通过美微针和美微素的补充来调理，既解决了皮肤因"油污"而堵塞的问题，又补充了水分，皮肤也就不再问题频出。不少顾客反馈："我的 T 字部位不再乱出油了，底妆也更服帖持久，终于不需要一直补妆了！"

那么，美微针和美微素的补充，多久一次好，有没有标准呢？

补充美微素和美微针的频率，需要专业的美容团队根据顾客的皮肤情况来决定。一般情况下，20 岁以控油清爽为主，30 岁以保湿滋润为主，40 岁以滋润抗衰为主。

总之，科学的皮肤保养，需要让美微素成为变美的一部分。

26

立马颠覆:

含有 EGF 和干细胞因子等的保养品,光涂抹是不够的。

　　美微素就是美容需要的微少元素。为什么叫微少元素?因为皮肤不像我们的胃,一顿可以吃很多,它只需要非常微少的、有用的物质,让皮肤能够吸收利用。

　　营养素给多了,顾客就可能过敏、长疹子,肤质就可能发生改变,变不回来。问题在哪?你使用东西很好,但其实皮肤不需要。

　　美容需要的元素非常多,不同的时期,不同的时节,不同的肤色,不同的疗程,不同的顺序,需要的东西都不一样。所以,不是大的品牌就能随便用。有了正确美容理念的引导,我们做的方法越来越简单,需要修复的东西也会越来越少,但是必须要所有的环节配套起

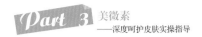

来——做的事情不少，但是用的东西很少。

　　保养品科技的迅猛发展给现代人带来了福音，却令不少顾客不知如何选择，陷入盲目追逐新产品的误区，很多人将富含 EGF（表皮生长因子）、干细胞因子等各种营养成分的保养品悉数收入囊中。

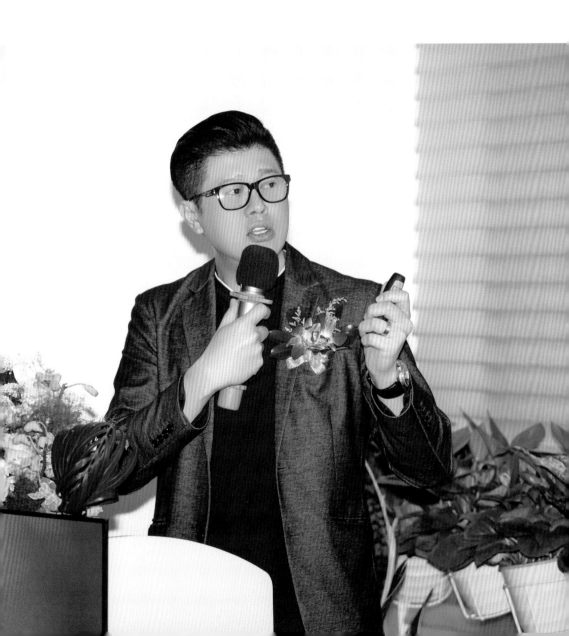

EGF 是一种广泛存在于人体皮肤细胞内的小分子蛋白，有刺激细胞再生，替代衰老、死亡细胞的作用。而干细胞因子是一种重要的多功能细胞因子，有着极强的皮肤修复和再生能力。因此，含有 EGF 和干细胞因子的护养品，被人们称为"含有蛋白质的保养品"，也被广泛应用于各类护肤品中。

蛋白质的确很有营养，可再好、再贵的保养品，如果只停留在皮肤表面，那就令人失望了。

正如我们之前一再强调的，要想真正做到对皮肤的保养，必须深入到真皮层下，对真皮层下做修护，不然，只停留在表皮，对年轻的皮肤来说，也许会起到润泽保湿的作用，可对于已经老化的皮肤而言，就效果甚微了。因为 EGF 的分子量相对较大（约为 6000 道尔顿），是无法突破表皮防御机制，渗入皮肤的。自然，也就达不到真正养护的效果。

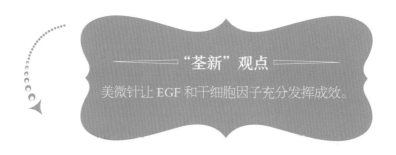

—— "荃新" 观点 ——
美微针让 EGF 和干细胞因子充分发挥成效。

在各类医学文献中，我们看到 EGF 和干细胞因子的"尖端功能"，主要作用于受伤的皮肤，可促进皮肤快速愈合。但是，对于没有受伤的皮肤（皮肤天然的保护屏障是完整的）、甚至是健康皮肤，是很难起到

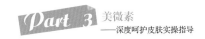

相同作用的。因为，EGF 和干细胞因子无法渗入到皮肤的真皮层以下，即便它们被称为很好的保养品，涂抹在脸上，也只能停留在表面，达不到真正的修护作用。

那么，如何才能让 EGF 和干细胞因子保养品起到它们应起的作用呢？

这就需要专业的美容团队，用医疗手段将其带入真皮层和真皮层以下。

借助的医疗手段就包括美微针和滚针。

美微针有突破皮肤表皮层的作用，可以将保养品——EGF 和干细胞因子，带入真皮层，发挥修护肌肤的作用。

而 EGF 和干细胞因子就是美微素。也就是说，运用美微针的微创原理，可以突破保养品的极限（突破皮肤表皮层屏障），达到"同理可证"的效果。

美微针可以深入真皮层，突破保养品的极限。

各种生长因子作用

EGF 表皮生长因子
Epidermal Growth Factor

★ 刺激肌肤细胞新生，达到修补效果

KGF 角质细胞生长因子
Keratinocyte Growth Factor

★ 促进肌肤细胞增生，达到修护效果

★ 促进肌肤新生，帮助伤口愈合及修护

VEGF 血管内皮生长因子
Vascular Endothelial Growth Factor

★ 促进肌肤胶原蛋白与弹力蛋白增生

★ 促进肌肤细胞再生，促进伤口修护

★ 强化微细血管，促进肌肤健康

★ 减少并预防细纹与皱纹

IGF-1 类胰岛素生长因子
Insulin-like Growth Factor

★ 促进肌肤活化新生，预防、减少细纹与皱纹

★ 增进胶原蛋白与弹力蛋白的增生

★ 细致平滑肤质，紧致脸部与身体肌肤

aFGF 酸性成纤维母细胞生长因子
Acidic Fibroblast Growth Factor

★ 促进胶原蛋白与弹力蛋白增生，提升肌肤弹力

★ 促进肌肤新生，帮助伤口愈合及修护

bFGF 碱性成纤维母细胞生长因子
Basic Fibroblast Growth Factor

★ 促进肌肤活化新生，预防、减少细纹与皱纹

★ 促进肌肤新生，帮助伤口愈合及修护

★ 促进胶原蛋白与弹力蛋白增生，提升肌肤弹力

立马颠覆：

补充美微素，增强真皮层细胞的青春活力。

皮肤有保护我们的身体不受有害物质渗透的使命。然而，在阻隔有害物质渗透的同时，也阻隔了保养品的渗透，使它们进入不了真皮层和真皮层以下，进而起不到深度保养皮肤的作用。

不过，正如前面所言，如果用美微针和滚针，是可以将保养品送达真皮层和真皮层以下的。而其中最简单的方式，就是用美微针。

那么，美微针是如何将保养品送达真皮层和真皮层以下来保养皮肤的呢？

美微针是透过无热能或微热能的极细微真皮层物理性的刺激，用微创的方式让真皮层产生非常细微的损伤，供给真皮层修护所需的美微素。

美微素进入真皮层和真皮层以下，和缓地启动皮肤自体修护机能，促使纤维母细胞生长，同时释放出新的胶原蛋白所需的生长因子，增加皮肤的饱水度、明亮度与紧实度。经过修复的皮肤，各种机能达到正常，皮肤就呈现健康状态了。

虽然送达保养品到真皮层和真皮层以下的手段不仅仅只有美微针，但美微针的优势还是显而易见的。比如，它不会破坏表皮组织，且强度适中，能迅速地修护皮肤。同时，又规避了光热能疗程时，有可能产生反黑或光敏感等并发症的现象。

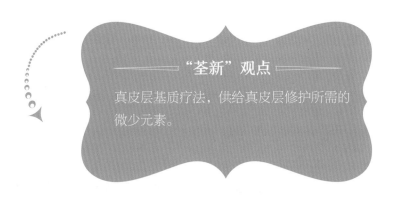

"荃新"观点

真皮层基质疗法，供给真皮层修护所需的微少元素。

美微素的补充法，与国外抗衰老领域的真皮层基质疗法（Dermal Matrix Therapy）原理相似。

真皮层基质疗法在国外医疗界早已得到普及和推广。它最早兴起于法国、瑞士、西班牙等欧洲国家。

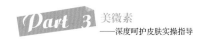
　　真皮层基质疗法的治疗核心是补充基质中的营养成分。真皮层基质具有启动纤维母细胞、表皮基底细胞的作用，因而，真皮层基质决定了细胞的形态与分裂，进而促进胶原蛋白与弹力蛋白的合成。

　　而美微素则通过美微针突破表皮层，进入真皮层和真皮层以下，为皮肤提供细胞新陈代谢所需的营养，让皮肤恢复活力。

美微素补充法，

主要应用在哪些问题皮肤上？

　　皱纹、斑点、黯沉、干裂性毛孔粗大、弹性减弱、老化性皮肤萎缩、表皮角质化、饱水不佳、血管异常者……

常用的美微素含有哪些成分？

　　常用的美微素如各种维生素、稳定型氨基酸、细胞矿物质、生物辅酶、细胞核苷酸、透明质酸等皮肤细胞所需的物质。

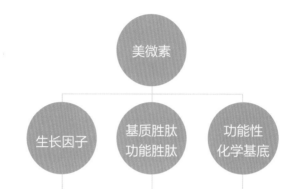

	生长因子	基质胜肽 功能胜肽	功能性 化学基底
修护	EGF、PDGF、bFGF	Oligopeptides	烟酸、洋甘菊萃取液、尿囊素、神经酰胺
抗发炎	–	AF1、AF2	维生素 D、硫辛酸、维生素 C、甘草萃取液
美白	–	MS-5	熊果苷、鞣花酸、曲酸、水杨酸、壬二酸、洋甘菊萃取液、维生素 C 衍生物
保湿	–	–	玻尿酸、甘油、尿囊素

特色美微素

多元再生复合胜肽

★ 提升肌肤活力，促进纤维母细胞再生

★ 促进胶原蛋白、玻尿酸与弹力蛋白的增生

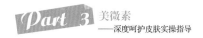

★ 保护肌肤，抑制发炎反应

★ 促进修护，改善因紫外线或其他外界因素造成的受损

★ 维持肌肤弹力，抚平细纹与皱纹、对抗老化

胎盘蛋白

★ 滋养活化肌肤、帮助修护、抗老化

★ 高效锁水保湿，使肌肤平滑有光泽

★ 帮助明亮肌肤、改善黯沉

★ 抗氧化，提升肌肤防护力与自我修护力

植物胚芽干细胞

★ 帮肌肤修护表皮细胞，强化肌肤屏障

★ 让肌肤年轻细致，保持滑肤亮肌

★ 抗氧化与提升防御力，改善肌肤干燥缺水与屏障功能

★ 促进表皮更新，帮助肌肤抵抗气候转变引发的过敏反应

立马颠覆：

皮肤的皱纹是结果，不能只想处理结果而不管原因。

"有皱纹的地方只表示微笑曾在那儿呆过。"我们或许可以借用马克·吐温的这句话来安慰爱美人士，但我们的最终目标，还是希望既能淡化这些皱纹，又不让顾客失去微笑的习惯。

岁月总会或多或少地在我们的脸上留下一些痕迹，某天对镜梳妆的时候，突然发现额头、眼角居然爬上了皱纹。于是，有人"胆战心惊"，找到我们寻求解决方案。也有一些顾客等到皱纹加深，妆容实在难以遮掩时，希望我们能快速有效地让这些皱纹消失。

要解决困扰顾客的皱纹问题，首先要清楚它们出现的原因。到底是皮肤哪里出了问题，才导致皱纹的出现呢？

因为细胞膜组织里的胶原蛋白、活性物质和氧化细胞受到了破坏。也就是说，皮肤出现纹路，表示皮肤受到了某种程度的损伤或破坏，呈现出的结果就是皮肤老化。用更形象一点的说法就是，皮肤的支撑松了，皮肤被拉长了。

想要皱纹消除，就要使受到破坏的骨胶原、活性物质和氧化细胞得以修复。市面上主打“去皱”功效的护肤品种类繁多，可使用一段时间后，顾客发现，皱纹并未消除，皮肤问题依然存在。原因很简单，抛开这些“去皱”护肤品里是否含有可以让皱纹消除的成分不谈，再好的护肤品，如果只是涂抹在皮肤上，也只是在做表面功夫，起不到真正修护皮肤的作用。

保养已经老化的皮肤，犹如修护一座经受了风吹雨打的老房子，很不容易！要在不破坏原有根基的基础上，让破损的地方得以修护，既不损伤皮肤，又要让皮肤焕发生机，做到这一点，唯有经常性、积极地设法平衡“老化—修护”的过程。只有这样，才能维持皮肤年轻、健康的状态。

“荃新”观点

突破表皮层的“美微针和美微素保养”，让真皮层得到有效修护。

皮肤的损伤与修护都有一个相对漫长的过程。暴露在外的表皮受到了长期的伤害，就会产生一系列的连锁反应。为了帮助受伤的表皮层进行恢复，真皮层不断向它提供营养。久而久之，真皮层因营养的流失，出现了"营养不良"的问题。

真皮层的营养不良，骨胶原又流失，无法得以生成，进而让皮肤失去弹性纤维的支撑，便加快了皮肤老化的速度。

真皮层由于无法平衡"老化—修护"的过程，使得血液循环与内分泌系统的功能变差，纤维母细胞的生物协同降低，进而引起了皮下组织的萎缩老化。

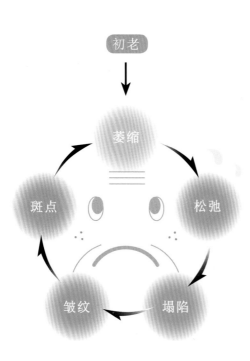

如左图所示，肉眼看不到的皮下组织的一系列反应，表现在表皮上，就是萎缩→松弛→塌陷→皱纹→斑点。

当表皮出现松、垮、垂、凹等症状后，整个人都会看起来衰老了许多。这种衰老又会进一步影响整层皮肤，使皮肤的整个循环系统变差、免疫系统变弱，吸收营养的能力也会变弱。营养供给的不足，又导致

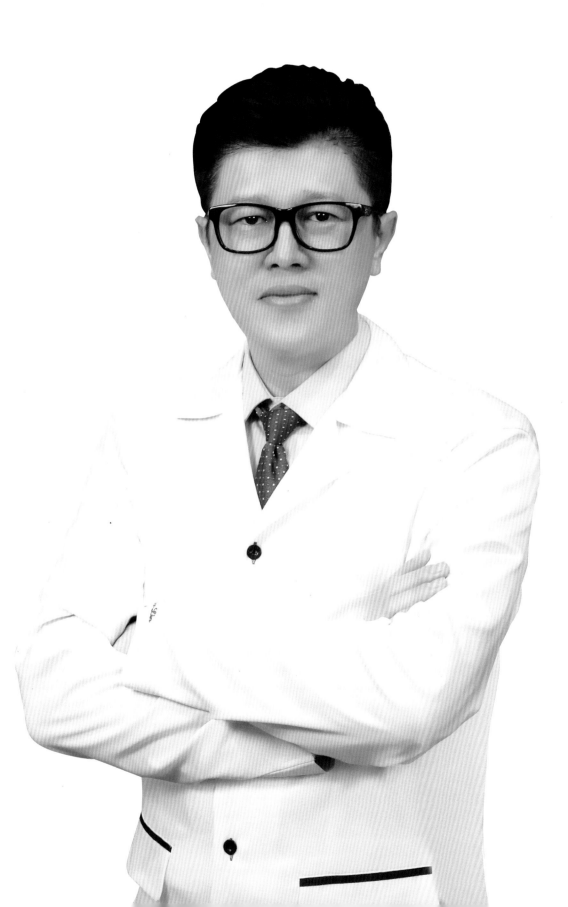

皮肤健康状况每况愈下。

这是一种恶性循环！

此时，再加上人为的"错误美容"，用各种手段在表皮或皮下组织胡乱注射，不仅无法让真皮层得到修护，反而会让它喘不过气来。

总之，皮肤老化，导致功能受损的是真皮层。只有让营养突破表皮层，进入真皮层和真皮层以下，才能让真皮层得到有效修护，进而延缓老化。

做到这一点，就要借助"美微针和美微素保养"。

常见微整形医学美容疗法比较

	RF 射频	激光回春	脉冲光	激光磨皮	MTS 微针疗法
色素	无	些许	表浅斑佳	表浅斑佳	些许
全脸拉皮	佳	无	无	些许	无
痘疤	无	佳	些许	佳	佳
静态皱纹	些许	佳	些许	佳	佳
动态皱纹	些许	无	无	无	无
术后反黑风险	中高度	中高度	中高度	中高度	低度

皱纹是皮肤支撑松掉后，皮肤被拉长的老化结果。

立马颠覆：

皮肤先松了，才容易产生赘肉；就像土壤松了，才容易
导致泥石流。

提起赘肉，很多人觉得那是脂肪堆积而形成的，是
太胖的缘故。胖而生赘肉，真的是这样吗？

其实，除了病变，身体里是不会无缘无故地长出多
余脂肪的。所以，凡是身体的某个部位出现了脂肪堆积，
就意味着那里的皮肤变松了。只有皮肤间有了空隙，脂
肪才会趁虚而入，去填满它。因此，从外表看，那里就
变大了，下垂了。

有的顾客一照镜子，发现自己长胖了，脸也变大了，
便跑去打肉毒杆菌素，以为这样就会让自己的脸变小。
可是打完之后发现，整张脸都变得很怪异。

　　有的顾客以为自己脸大是因为面部骨头太大的缘故，于是下决心去削骨。结果，削完骨，多出一些皮肤。通常情况下，医生都会将多余的皮肤剪去。可即使剪掉那因削骨而多出的皮肤，皮肤松弛的现象依然存在。

　　皮肤之所以会松弛，主要是因为失去了支撑点。剪掉皮肤不仅解决不了皮肤没有支撑点的问题，手术切皮反而因此将支撑点移位。这样的面部，怎么可能自然和好看？

肉毒杆菌素的应用新趋势：

微剂量——

　　水光亮肤，肌肤细嫩：脸部婴儿般肌肤，美胸美背，手臂手肘，膝盖美臀。

中剂量——

　　动态纹路抚平：眉间、额头、眼尾、眼周、颈部。

高剂量——

　　大肌束减积：国字脸（清秀 V 型脸）、水牛肩（少女肩）、肥下颌（下颌紧致线）、厚上臂（公主肩／新娘肩）、萝卜腿（芭比细腿）、树筒腿（铅笔腿）

特别提醒：

　　需要重复的中剂量注射以及高剂量治疗时，建议使用不含复合性蛋白的新一代肉毒素，可以避免抗体的产生，以免效果不佳。

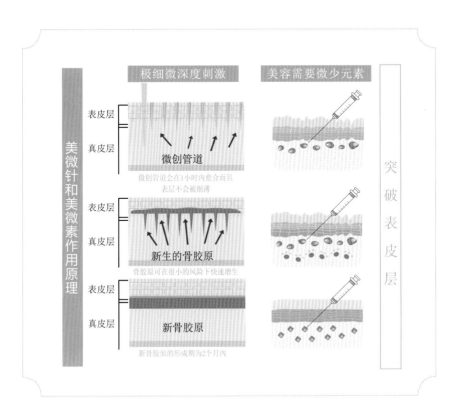

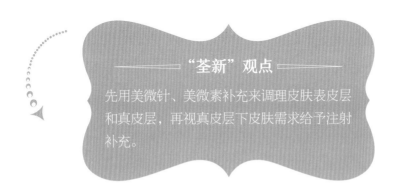

皮肤失去支撑点，便会进入老化状态。

没有人愿意让自己的皮肤变得松弛和塌陷。对于爱美人士而言，这更是一种心头的痛。为此，很多人选择去做美容手术。

这就好比基因改造，美容手术适合那些真正需要帮助的人，重新找回正常的生活节奏。如果不是万不得已，最好不要建议顾客用手术彻底改变自己。因为这种改变也就意味着丢失了自己。而每个人都有属于自己独特的个人魅力，即使想让自己变得更美更年轻，也要尽可能地保留自己的独特美。如果对症下药，医学美容完全可以做到这一点。

皮肤出现问题的原因很多，地心引力的作用、自然老化、作息不当……都有可能造成皮肤的营养流失。营养的缺失又会造成皮肤失去弹性与韧性，进而出现纹路。而纹路产生后，没有及时补救，皮肤老化的连锁反应也就随即发生。

临床实践发现，很多人的皮肤问题其实并未达到非动刀不可的地步，还是有办法补救和修复的。比如，当发现顾客的皮肤问题是因为失去支撑点所导致时，我们只需重建皮肤的支撑点就可以了。

重建皮肤的支撑点，就是要补充皮肤流失的营养。生物科技的发达，使得营养素的补充有了更多选择。皮肤美容所需的这些微少元素，我们称为美微素。

顾客有皮肤保养的需求时，医生要因人而异，根据顾客的皮肤状况，为其开出适合他们皮肤的美微素配方。然后，交由美容师进行细致认真的细部调理。如果需要做真皮层以下的修护，还可以用微创的方式注入美微素，即采用非常细小的针头将美微素导入到真皮层以下。这种用于微创的细小针头，我们称之为美微针。

运用美微针突破皮肤表皮层的方式来补充美微素，需要几个疗程。具体几个疗程可以让每寸肌肤都得到充分的补充，使各部位不同程度耗损的老化肌肤得以同步和有效率的再生和修护，是需要医师和专业美容师共同决定的。

经过一段时间的调理，肌肤得以渐进式的营养补充，皮肤的健康根基也重新形成，原本需要解决的皮肤问题，都得以改善，既安全又标本兼治。

当然，如果皮肤老化的问题很多，我们还可以在一些部位加入少许的可吸收性材料，比如玻尿酸等来补充。这是一种用"层次编织性"的补充方式来做支撑，旨在引领皮肤向正确的方向生长。如此一来，皮肤便可以每3个月更新一次。在更新过程中，皮肤还可以自动朝我们要它生长的方向做提拉，既自然，又健康。

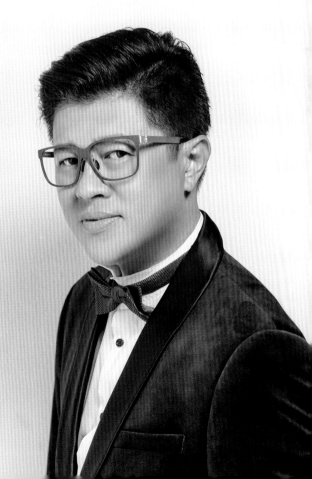

立马颠覆：

痘疤不能光靠激光或果酸换肤，就变得一干二净。

如果问青少年，他们青春的烦恼是什么，很多人一定会说："青春痘！"

"只要青春不要痘"，这是很多青少年的愿望。可总有那么些人，不仅长了青春痘，而且还会留下痘疤和痘印，让一张原本光滑白嫩的脸，变得坑坑洼洼。

怎样才能告别"月球表面"？受此苦恼的年轻人，无不用尽办法，凡是听说能治痘疤和疤印的方法，都会去尝试，比如激光净肤、果酸换肤，或者名字不同，内容大同小异的疗程。

也许会有一些幸运者，运用某个疗法告别了"月球表面"的样子，可很多人即使做了那么多次，依然效果

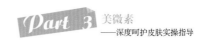

平平。不得已，只好选择磨皮，或更具侵入性的疗法。

殊不知，磨皮和更具侵入性的疗法，根本无法完全解决痘疤或痘印。

那么，有没有一种疗法，可以既治标又治本，既处理表面已受伤的皮肤组织，又能疏通堵塞的皮脂腺，使皮肤里外都通畅，彻底解决痘疤、痘印的问题？

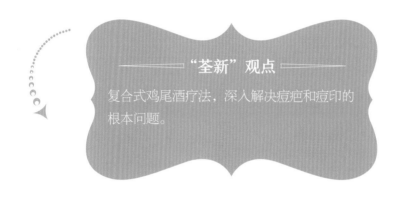

——"荃新"观点——

复合式鸡尾酒疗法，深入解决痘疤和痘印的根本问题。

前面说过，磨皮、激光疗程和果酸换肤，都不是彻底的解决之道，要想从根本上解决，可以尝试"复合式鸡尾酒疗法"。

复合式鸡尾酒疗法可根据痘疤和痘印产生的不同原因，制定不同的复合式疗法，结合医学与美容的"层次编织性皮层补充法"，加上光疗辅助，再搭配美微针、美微素，可以让顾客在比较舒适的治疗过程中，循序渐进地解决皮肤的痘疤和痘印问题。

医学与美容同步进行

	色素型痘疤	凹陷型痘疤
医学美容	层次编织性皮层补充法	层次编织性皮层补充法
医学美容	化学性换肤； 粉饼脉冲光； 净肤激光	新式点阵激光； 直入式美微针
保养美容	清洁堵塞的毛孔； 保湿超导课程； 防晒	清洁、修护； 保湿超导课程； 补给皮肤需要的养分； 防晒

　　舒适的疗法，通常是相比较而言的。市面上最常见的一般的酸类换肤疗程，顾客在治疗过程中，很可能有骚痒和刺痛感。而复合式鸡尾酒疗法的酸类治疗则不会，因为它只在脸上停留大约 3 分钟即会被刷上中和液，因而不会有刺激感，同时还能即刻感受到顾客所要治疗的患部白了一个色阶。

　　有痘疤和痘印的顾客，想拥有蛋壳肌，首先要正视自己的痘疤、痘印问题。由专业的美容师团队帮助他们判断痘疤、痘印的状况，寻找到最适合、有效的治疗方法。经过医生的治疗，再搭配美容师的导入、保湿等疗法，才能内外兼顾，既从皮肤内部刺激骨胶原增生，填补凹痕，又能加强外部的保湿和防晒。

　　当然，即便通过这些方法已经治好痘疤和痘印，也要提醒顾客，平时注意保养，做好防护。

立马颠覆：

很难处理的妊娠纹，也能用美微针来解决。

　　新生命的诞生带给新晋妈妈的喜悦，让十月怀胎的艰辛很快成了过眼云烟。当视线从孩子的身上移开，重新关注自己的身体时，却发现，曾经光滑细嫩的肚皮，如今满是斑驳的妊娠纹。于是，宝妈们纷纷找到我们，帮助她们恢复到怀孕前的皮肤状态。

　　妊娠纹的产生，是受到了妊娠期荷尔蒙的影响，腹部的弹力纤维与胶原纤维损伤或断裂，使腹部皮肤变薄变细，出现波浪状的花纹。分娩后，花纹逐渐消失，留下白色或银白色的线纹。

　　妊娠纹的深浅、颜色和数量，大多与体质有关。如果怀孕时能适当地护理或涂抹身体乳、除纹霜的话,还可以降低妊娠纹产生的概率。不过,分娩后已经形成的妊娠纹,靠在表皮涂抹某种保养品,大多是很难见效的。

针对妊娠纹、肥胖纹的解决方法,有的医学美容诊所制定了涂抹A酸、激光及溶脂等解决方案,但由于作用于表皮,其效果也不尽相同。

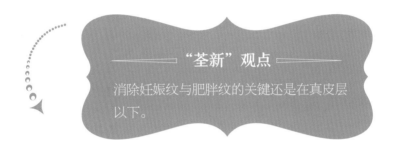

—— "荃新"观点 ——

消除妊娠纹与肥胖纹的关键还是在真皮层以下。

前面提及,妊娠纹的形成,是因腹部的弹力纤维和胶原纤维受损或断裂,也就是说,妊娠纹的纹路,与脸上产生的纹路(皱纹)的原因一样,尤其是颈部纹路更是类似妊娠纹,都是骨胶原蛋白的流失、撑开、断裂所致。不过,由于受荷尔蒙的影响,怀孕时肚皮被撑得很大,组织中的水分快速增加,使妊娠纹变成棕色或红色的波浪状,很是吓人。

妊娠纹大多出现在腹部、臀部和大腿内侧。还有一种肥胖纹,形成和妊娠纹相似。因此,受肥胖困扰的爱美人士,与宝妈们一样,为身上这些波浪状的纹路苦恼。而我们能做的,便是帮助她们淡化和消除。

不用动刀进行整形手术,只需用真皮层基质疗法就能解决妊娠纹的苦恼。比如，将皮肤所需要的营养素利用美微针补充到真皮层以下，突破传统保养品到达不了的极限，进而补充胶原蛋白，使纹路淡化或消除。

对于肥胖纹和颈部纹路的淡化或消除，做法和妊娠纹一样。所以建议正在减肥的顾客，不妨在实施减肥计划期间，也利用美微针，将营养素补充到真皮层以下，以做预防。否则，肥是减下来了，纹路又出现了，徒增烦恼。

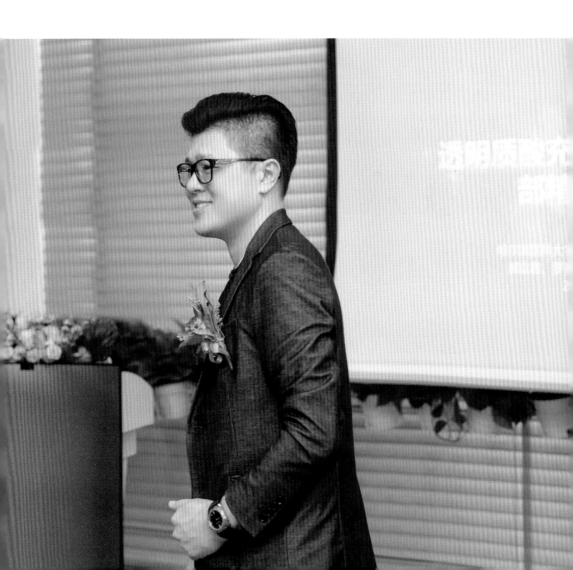

32

立马颠覆：

想要五官美丽，一定要先重建受损皮肤，然后让轮廓固定和改善脸型。

中国整形市场什么时候最火爆？毕业季。每逢毕业季，大大小小的整形医院总有一批年轻女孩想要变成她们希望的样子。

于是，一个个高鼻梁、尖下巴、大眼睛的女孩出现了。缺少了辨识度的她们，虽然拥有了好看的五官，但整张脸总给人一种不协调感。

即将毕业的女孩之所以争相去整形，无非是希望自己变得更漂亮，找到一份好工作，或者嫁个好老公。抱着这种思想来的，还有不少演员和模特。为了出人头地，她们不惜重金去做微整与整形。结果，没了辨识度，成

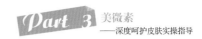

为一张"大众脸",让原本独特的美变得平庸起来。

其实,"大众脸"不可怕,可怕的是整完后,整张脸显得很不自然,于是一整再整,一修再修。

问题出在哪儿呢?

既然大家都认为五官立体比较好看,那么如今科技这么发达,通过特种整形术、填充术,不是人人都能拥有一张"完美"的脸吗?为什么反而会不协调?

不是美丽的五官放在任何一张脸上都美丽。只知道做微整或整形,而忽略了皮肤的健康度,这才是根源所在。如果皮肤都不健康了,还要在上面动刀动针,很可能让肌肤承受了不能承受之重,反而让肌肤更辛苦。

一定要告诉顾客:想要变"美人",先让自己的肌肤健康起来!特别是那些渐渐老化的肌肤,与其拉皮以期变年轻,变美,倒不如用健康、正确的医学美容手段,让自己自自然然地美丽。

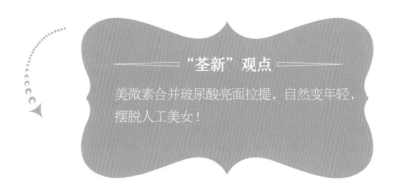

———— "荃新"观点 ————

美微素合并玻尿酸亮面拉提,自然变年轻,摆脱人工美女!

　　"越来越累了！""为什么老得这么快？"这成了顾客经常抱怨的口头禅。

　　不管是上班族还是家庭主妇，抑或是既要照顾孩子，又要上班的妈妈们，无不觉得自己的皮肤和心理年龄，都已超过了实际年龄。

　　为什么会这样？

　　家庭主妇有着没完没了的家务活；上班族经常加班熬夜，休息不好；上班妈妈们更辛苦，两头忙。

　　繁忙、睡不好，加上压力大，让她们的皮肤越来越差，渐渐呈现出松弛状态，泪沟、法令纹、嘴角纹也就爬了上来。而随着年纪的增长，新陈代谢速度降低，水肿情况越来越严重，导致下半脸的脂肪增多，看起来整张脸都变大了。

　　昔日的青春美丽不再，还没到大婶的年纪，却成了大婶脸。

　　其实，这都是玻尿酸惹的祸！

　　玻尿酸的流失，导致脸部线条往下掉，轮廓往外散。一旦脸型垮掉，五官就是再立体，再好看，放在垮掉的脸型上也不再美丽。

　　于是，很多人选择去打玻尿酸。

　　打了玻尿酸，皮肤就会变紧致吗？用打玻尿酸来找回青春的想法，只适合年轻、皮肤弹性好的人。

　　哪里凹补哪里，这属于传统的"填充"法。对年轻、皮肤弹性好的人有用，但对软组织已经松软的人来说，并不适合。

　　这就好比修房子，地基如果没打牢，在上面做什么都是白费功夫。因而，想让皮肤软组织已经松软的人恢复青春，必须先把皮肤与骨骼筋

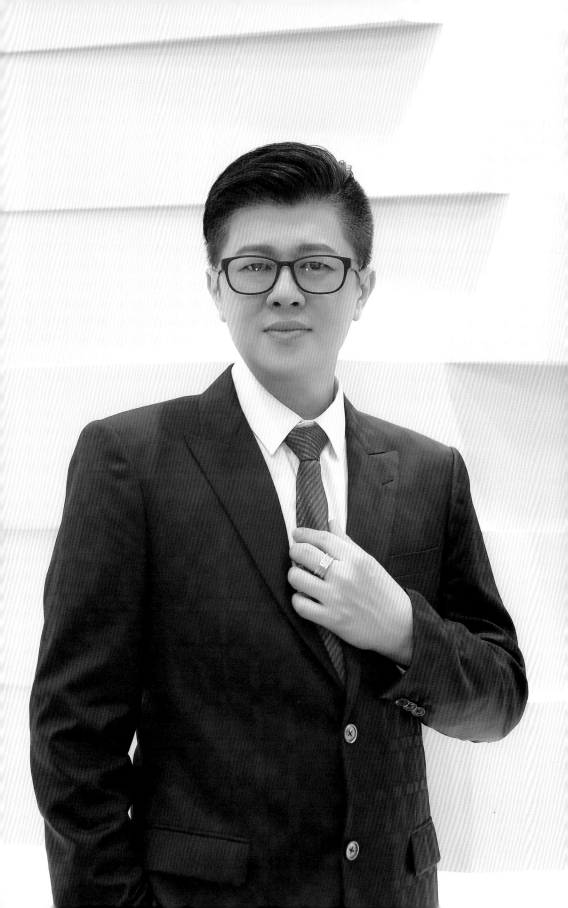

膜稳固好，然后再做表面的平整。这需要有计划地一步一步来，要的不是立竿见影的"变脸"，而是安全自然和能够延缓老化的独特美。

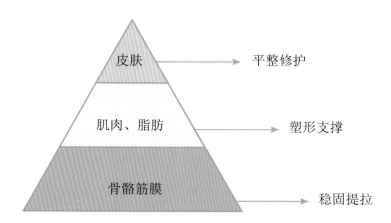

一定要记住：千人千面，每个人的脸型不同，五官、面部细节也不同。脸蛋的立体效果，在各种光线下产生的阴影也因人而异。如果只是单点的思考去做整形，之后"走山"的概率相对更高。

再次强调：帮皮肤找到正确的支撑点，是玻尿酸等材料可以做到的。不要只想拿玻尿酸等材料来填充，而应该拿它来巩固皮层。脸是立体的，要用玻尿酸来支撑组织结构，而非填充！

下面，我们来看看具体的解决方案吧。

我们经常会听到面部提拉注射的"多点拉提"法，其主要原理是在

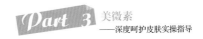

脸的左右两边找到多个关键点，然后沿着人体本身的骨骼走向，向内注射玻尿酸，进而将松弛的软组织撑起来，达到提拉的视觉效果。

对于一些特殊脸型，比如颧骨高、颧骨宽、眼眶深、眉骨高的人，还可以进一步做"玻尿酸亮面提拉"，就是沿着骨架注射，让该凸的地方更凸，该凹的地方更凹。原理类似于素描，也有些像某些彩妆师提出来的 Shadow & Highlight 的画法。做完亮面提拉后，脸部的中间会变高，阴影也会自然地落在两侧，即使不化妆修饰，不做削骨，脸型也会变小、变立体，而且很自然。最后，在凹的部位再补上一点玻尿酸或胶原蛋白，就更自然了。

除此之外，还要搭配美微素补充与突破真皮层的层次编织补充法。

这一系列的疗程做完后，肌肤的健康就能一次到"位"了。而且，肌肤会自动更新循环，会让皮肤本身变得更亮、更年轻态。

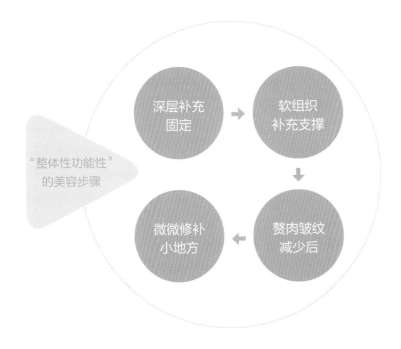

33

立马颠覆:

专业、完整的医疗团队能给出最适当、最需要的整体美容计划，帮顾客将每一分钱都用在最值得的疗程上。

仔细观察不难发现，我们周围会出现这样两种人：都喜欢熬夜，都因为没睡好而导致了肤色黯沉、黑眼圈，只是一个年轻，一个年龄大。这两类顾客都想得到我们的帮助，你该如何区别对待?

对于年轻的熬夜者来说，想要恢复好肤色，去掉黑眼圈，似乎只需做一些简单的美容保养就可以，如果再严重一点，请医学美容医师调配美微素配方、以美微针加强吸收补充，很快就能恢复光彩，根本不需要做激光或脉冲光，甚至玻尿酸注射等。

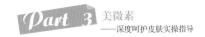
可对于年龄大的熬夜者来说，要想恢复到容光焕发的样子，不是简单做一些皮肤保养，或只用美微针、美微素就能解决的。

之所以会有这么大的差别，是他们原本的皮肤差异造成的。

年龄大的熬夜者，皮肤已经出现了老化的问题，如同那些地基已松动的老房子一样。如果不重视房子的结构和地基问题，只一味往房子上涂油漆，也许从外观看，房子变新了，可实际上，它依然是座有问题的老房子。

同理，有问题的、老化的皮肤，如果只是一味地拉皮，而不注意更深层的问题，即使一时得到改善，要不了多久，就会恢复原貌，甚至比之前的问题更严重。

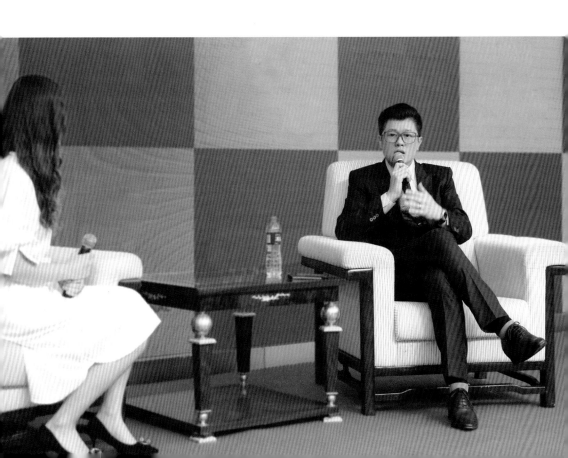

要怎样解决更深层的、根基性的问题呢？

采用医学美容"极微雕"的手段。先将问题皮肤补充支撑起来。当根基稳了，结构对了，皮肤自己就能更新、再生长好。这时，我们再对皮肤进行修护，补给营养，曾经老化的皮肤，就如久旱之后逢甘霖，有了这场"及时雨"，很快就能焕发勃勃生机。

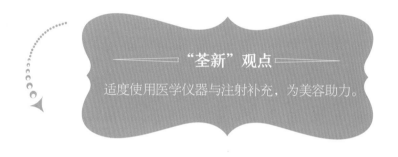

—— "荃新"观点 ——
适度使用医学仪器与注射补充，为美容助力。

谁不希望拥有年轻、健康的皮肤呢？不仅看起来青春靓丽，就是去做皮肤保养，也很容易就能容光焕发。

当皮肤已经出现老化的问题，有了松、垮、凹等一系列症状，就要高度重视起来，用严谨的科学态度帮助顾客重新焕发青春光彩。

给年轻健康的皮肤做保养，也许只需在表皮操作就可以了。而针对已经老化的皮肤，必须突破表皮层和真皮层，对真皮层以下进行深入地改善，只有这样，才能真正解决松、垮、凹的问题。

对此，我们提倡用"定格美颜"与"SD美颜"。也就是说，用层次补充的"医学美容"观念来修护皮肤，必要时，还可介入更多的"美容医学"元素。只有这样，才能让美容发挥到极致，且不过分滥用医学。

立马颠覆：

美容和医学并不是两个对立的领域。

随着人们变美意识的增强，美容整形医院也遍地开花，那些夸张的整形广告，让很多人误以为，想变美找整形医院的医师就好了，美容师是多余的。这导致很多美容院将医学美容医院视为竞争对手。

对于负责任的美容医师、美容师而言，面对顾客的美容需求，彼此的目标是一致的，之所以会被误认为是竞争关系，是因为他们好像做着同样的美白、修护、抗老化的事情。

其实，一个专业的美容团队里，医师和美容师是朋友，是携手共进的伙伴。

美容有着不断进步的阶段，医学美容不是要替代保养美容，而是一种进阶。美容师先把皮肤养护好，再交给医师处理皮肤问题。问题解决了，保养美容再帮顾客做维持，这才是良好的正向循环。

有的顾客会问，那这样的话，岂不是需要花两次钱?

这又是另一种误解。专业、完整的医疗美容团队会给顾客提供最适当、最需要的整体美容计划。整个疗程，不会有多余的步骤，也就不会让顾客花冤枉钱。因为，专业的医疗美容团队，只做顾客皮肤需要的。

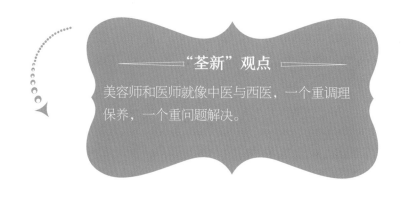

—————— "荃新" 观点 ——————

美容师和医师就像中医与西医，一个重调理保养，一个重问题解决。

西医和中医的较量由来已久，它们好似变成了"死对头"。说西医好的，坚决不接受中医;说中医好的，又接受不了西医。西医说中医治不好病，中医说西医只治标，不治本。

这是否与医学美容的医师和美容院的美容师的关系有些相像? 他们之间好似是在争抢顾客，其实却可以共存，甚至是相辅相成的。

皮肤的调理观，是由美容师与医师共同建立的。最基本的是保养美容，几乎80%的美容都属于保养美容，日常好好的做保养美容也就够了。但是，人会自然老化，遇到一些皮肤问题，这时候，就需要加入一些小小的医学手段进来，帮助保养美容达不到的地方，加速对问题皮肤的调理。

这就像西医和中医，头痛要用西医来解决，头不痛之后，就可以用中医来调养身体；但如果头痛不解决，就没办法思考，也没心情调理了。

有没有发现，我们身边总会有某些朋友，他们用了很多名贵的保养品，甚至还做了许多美容疗程，可他们的皮肤依然在不停老化。之所以会这样，就因为他们对皮肤所做的都只是表面性的工作，并没有深入真皮层以下，也就不能达到对皮肤真正的修护。

当皮肤进入老化进程，每一层皮肤都在萎缩，进而产生松、垮、垂、凹等，只有让美容与医美共同调理，真正达到内外和谐，才能持久地让皮肤青春靓丽。

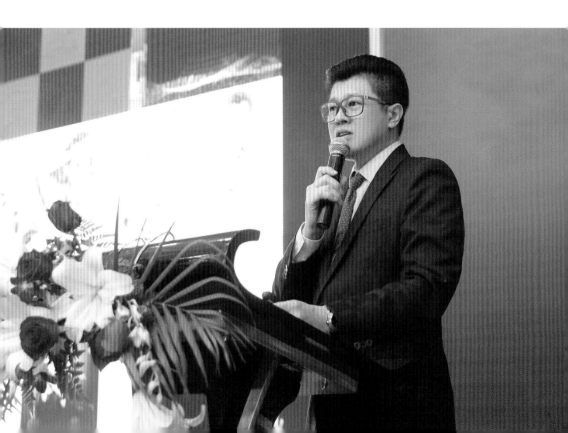

立马颠覆：

站在第一线的美容师，比医师更能关心顾客的需求。

　　经常去美容院做保养的朋友都会知道，顾客会慢慢和美容师成为朋友，无话不谈。可是做医学美容的顾客就不同，顾客怎么都无法和医师成为无话不谈的朋友，因为每每讲到医学，总让人感觉都是冷冰冰的器械。即使医师再亲切，也不可能完全走进客户的内心。

　　医学美容医师不仅要用医学的方法解决客户的问题，还要能够深入地与顾客进行沟通，知道他们想要什么，甚至要了解他们的生活背景、性格等诸多方面。只有完全了解顾客，才能更好地为顾客服务。

　　当医学美容的医师无法和顾客建立一种密切关系时，就需要美容师与客户沟通，对其进行关心和呵护了。同时，

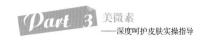

当医师给顾客做完治疗，疗程的照护与居家保养等，也需要美容师为顾客提供一定的建议。

因此，只有医学美容的医师和美容师成为伙伴，才能为顾客更好地服务。

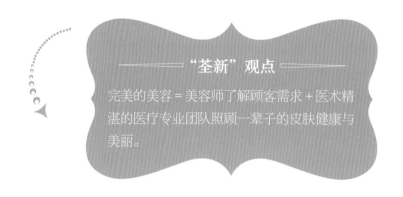

—————"荃新"观点—————

完美的美容＝美容师了解顾客需求＋医术精湛的医疗专业团队照顾一辈子的皮肤健康与美丽。

对顾客的疑问进行全面性的美容解答，是专业美容团队的职责。而对顾客最全面的美容进程是：保养美容→医学美容→美容医学→整形手术。

也就是说，想让医学美容和保养美容真正达到相辅相成，就要医师做医师该做的，美容师做美容师该做的，做自己最擅长的。而不是让医学美容代替保养美容，或者让保养美容代替医学美容。

我们一定要清楚，保养美容和医学美容不是一回事，医学美容是保养美容更进步的"优化"关系。对于一个优秀的美容医疗团队而言，把医学美容与保养美容结合起来，就是对医疗团队效率的最大优化。只有做到这一点，服务的品质才能得到提升。

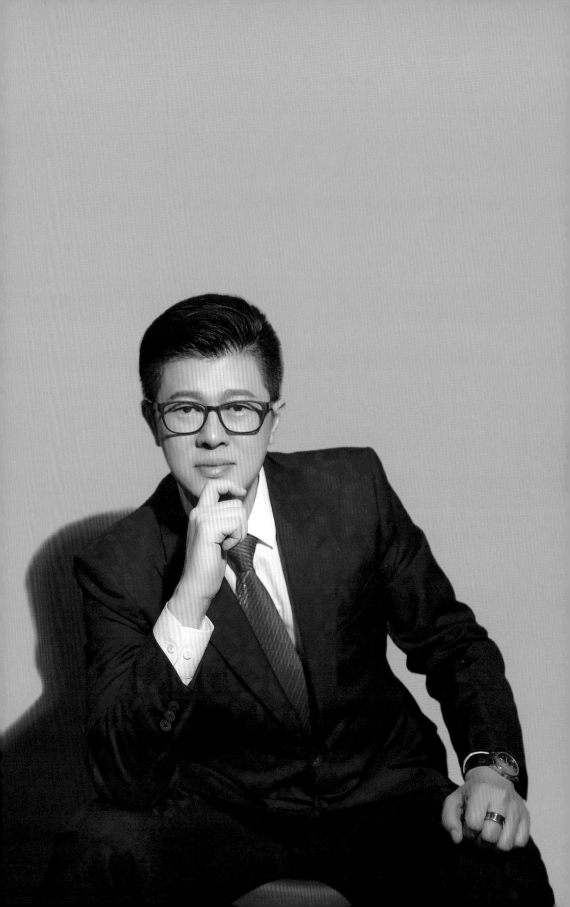

过高品质的简单生活，
拥有无负担的轻盈体态，
享受"身心灵智"的美丽人生。

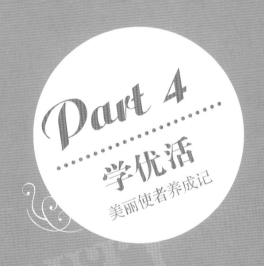

Part 4

学优活

美丽使者养成记

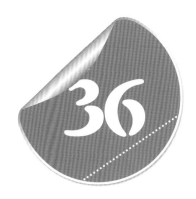

立马颠覆：

随着年龄的增长，女人都会变老、变胖？这并不是女人的宿命！

身材臃肿、皮肤变皱、神情疲惫……这似乎是我们周围很多女性的状态。为了家庭、事业、孩子，她们任劳任怨，对自己不再美的形象鲜有关注，甚至认为这是不可逆转的"事实"，既然变老、变胖是"事实"，那就顺其自然、欣然接受就好，做个"自然美人"吧。因此，她们排斥美容，特别是医学美容，觉得医学美容只会让她们越整越怪，最后变成"外星怪物"。

遇到这样的顾客，就是考验我们的时候了。

衰老是自然规律，这一点毋庸置疑，可它并非不可逆转。医学发达的终极目标，就是为了不断给人类带来

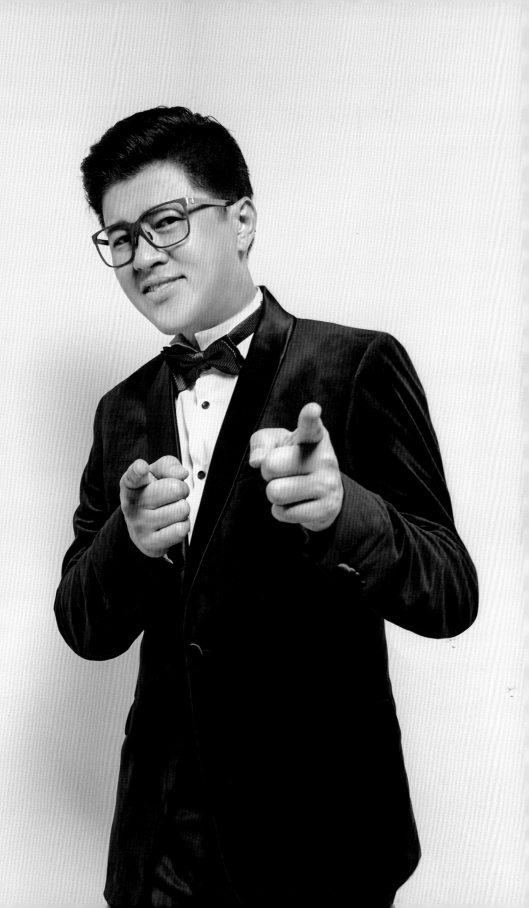

良好的生活质量。这其中，不仅包括延年益寿，还有让我们的生命质量变得更好。

在专门研究面部抗衰领域之前，我是一名妇科医师，接触了许许多多的女性顾客。其中，有一位女士对我的触动颇深。

她是两个孩子的妈妈，得知自己怀第三胎时，没有欢呼雀跃，却坚决来医院打胎。一旁的丈夫不停规劝，他眼眶泛红、愁眉苦脸，努力想要留住孩子。可那位女士的态度异常坚决，并不理会。

丈夫的苦口婆心一直没见成效。许久，那位女士忍不住道出了心声："生老大和老二已让我的皮肤衰老了不少，再生老三，我就要变成鬼了，谁会在乎我变成什么样子？"

这是一种什么样的力量，让一位母亲宁愿放弃自己的骨肉，也要为自己做一份坚守？

打胎的行为我并不赞同，但是对这位女士的抗争多了一份理解。从医以来，我并未深入思考过这类问题，女性怀孕、生产是再正常不过的事情，但随之而来的，她们也需要健康、美丽和心灵关怀。而这必然是医学人性化发展的趋势。

受此触动，我走上了将医疗和人性服务相结合，同时专注皮肤抗衰老的道路。

那位女士对衰老的恐惧，坚定了我从妇科转向钻研抗衰医疗美容健康的决心。自此，我将微整形归类为女性健康和抗衰的一环，从对女性自我呵护意识出发，进而将预防医学与女性身体抗衰的整体医疗结合起来，让没有生病的人意识到健康的重要。

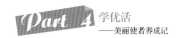

也就是说，在抗衰人性化中注入医学的专业理念，将医疗与人性服务完美结合，从每一张脸中洞察求美者背后的灵魂，才是专业医疗美容团队最应该做的。

"极、光、美、学"（即极微雕、光热能、美微素、学优活的简称）的整体运用，就是希望打破大家对医学美容的错误认知，只要找到正确的、有效的、适合顾客的方法，保持积极的心态、借助专业的医学美容与美容医学团队，让顾客真正实现变美的愿望。

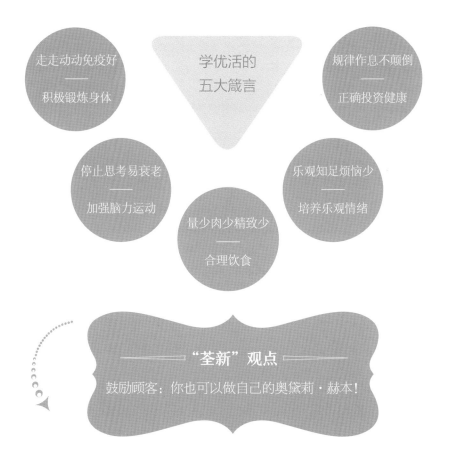

都说女人如花，年轻女人是盛放的花，娇艳美丽；上了年纪的则日渐枯萎，面临凋零。其实，在科学养护的美容观念指导下，即使花朵有了枯萎的迹象，只要精心护理，也能重新焕发生机。

比如，被誉为"不老女神"的奥黛丽·赫本，作为被美国电影协会选为百年来最伟大的女演员之一，直到过世前，依然拥有很好的形象。她外表美丽，且气质出众。如今，她的名字成了优雅、高贵的代名词。

而且，她并非只是男人眼中的"尤物"，还是女人心目中的"女神"，是男人、女人共同赞叹的杰出女性。对美丽人生，奥黛莉·赫本有着独特的体悟。她说："外貌是女人不可或缺的资本。"

我们曾遇到过这样一对母女，她们做了无数次医学美容还是不满，最后经过了解，我们发现，她们并非对"美容"不满，而是自己的感情出了状况。虽然事业成功，但各自的婚姻都亮起了红灯。母女俩相继离婚，这让她们有了极大的挫败感。由此，她们决定，必须去改变些什么，而改变外貌就是其一。于是，她们不停地做"美容"，结果依然不满意。

找到了"症结"所在，我们开始对她们进行心灵疏导，也就是给予心灵上的"补充"。慢慢地，她们开始变得自信，也感受到了生活的美好。

可见，内在美与外在美同样重要。就像奥黛丽·赫本所言："女人的美丽是随着年龄成长的。"而我们提倡的"极、光、美、学"，就是帮助女性，不再惧怕年龄的增长，在延续衰老的同时，让她们的心灵也跟着一起成长。

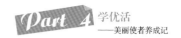

　　当然，要想做到这一点，必须有针对性地根据每个人的性格特点、生活背景和生活习惯等，寻找到适合顾客的、正确的方式方法。你可以大胆地鼓励顾客，不用羡慕别人的美，因为每个人都可以做自己的奥黛丽·赫本。

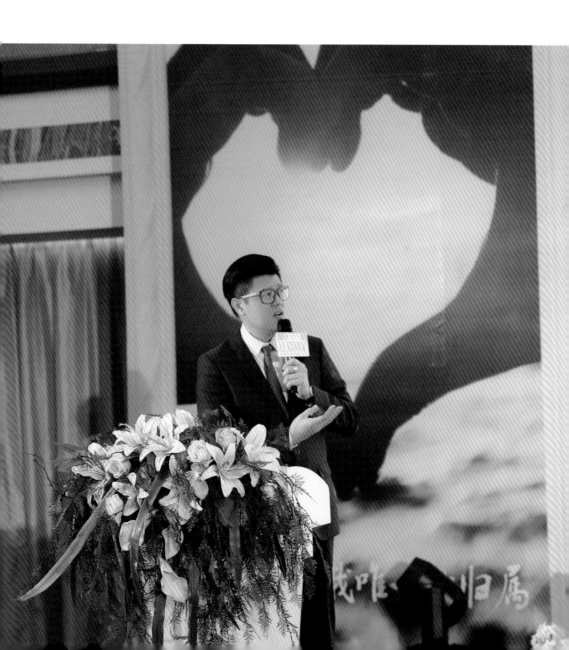

立马颠覆：

医学与美容是帮顾客的美丽进阶加分，而不是快捷方式。

　　生病了就要吃药、看医生，不管是身体上的病还是皮肤上的病。不过，就像有时候生病只需吃药，有时则一定要看医生，甚至住院、动手术一样，所生的病不同，严重程度不同，决定了我们选择的解决方案也迥然不同。

　　皮肤上的病也是如此，有些需要动手术，有些慢慢调理就好。就像照顾日渐枯萎的花朵，有些只需浇浇水，晒晒太阳，它们便能焕发生机，有些则需要做一些其他的处理。

　　总之，只要生病，不管是身体上的还是皮肤上的，都需要医生，或许需要的是美容医师和美容师，不管是用科技手段还是医疗手段，我们的终极目标都是为了帮

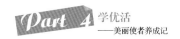

助顾客拥有更美好的生活。

随着社会的发展，人们的需求也在发生改变。以前，人们在意的更多是如何延年益寿。如今，人们不仅需要活得久，还要过得好，比如能够青春常驻。

对于如何青春常驻，很多人并没有这方面的概念和常识，因而也就容易相信整形广告里的夸张说辞，以为只要愿意花钱，整形医师就可以让自己"想变成谁，就变成谁""想要多年轻，就能让你多年轻"。

而顾客不知，这些其实是对自己的身体不负责任的想法。

要用"极、光、美、学"的理念来引导顾客。不要让他们把医学美容想象成基因改造工程。整形是变美的途径，不是"变脸"的快捷方式。所有的医学与美容都要从健康的基础出发，再分别针对每个人的不同问题与需求，做切合实际的改变。可以"量身订做"，但绝不能不顾后果地速成。

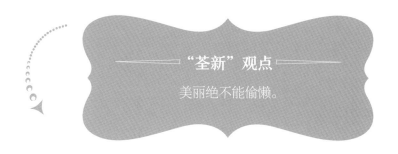

—— "荃新" 观点 ——

美丽绝不能偷懒。

我们经常听到这样一句话："没有丑女人，只有懒女人。"当然，这里的"懒"是指不打扮，不收拾自己。而它同样适用于对身体和皮肤的保养上。想要拥有健康的身体，良好的皮肤，偷懒是不成的。

然而，许多顾客却在不自觉地偷懒。下面，就来检测一下吧。

第一，你不能一边过着不健康的生活，保持不正确的生活习惯——不运动、过度忙碌和过度饮食，一边却还要求用高科技——打一针，来让你青春永驻。你应该学习最简单、最有效的保养方法。

第二，别人适合的疗程未必适合你。在接受美容或整形等疗程前，必须拥有正确的观念。

有些人一来诊所就问："小林医师，我和同事去做一样的疗程，她打完玻尿酸好漂亮，我却一点感觉都没有，是不是那个医师偷工减料？"仔细一问才知道，她同事 28 岁，她 38 岁。不同年龄，同样疗程，效果自然不一样。

38 岁的她，必须让肌肤先恢复到健康状态，才能进一步做微雕和塑形。不能偷懒，只想"复制"别人的经验，或是把广告宣传单上所写的疗程来套用。

告诉顾客：你必须先听听专业医疗团队对你肌肤现状的评估，再了解定格美颜与 SD 美颜对你的帮助，层次编织性地补充你该有的"养分"与"知识"。

切忌只追求眼前乍看的速度，却不管后面的修补功夫，否则要花更多的力气与金钱。

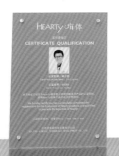
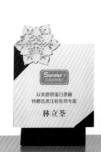
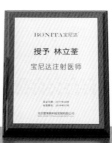
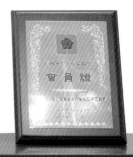

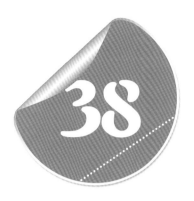

立马颠覆：

个人独特的自然美，是最基本、最好的变美标准。

这是一个追求个性的年代。所谓的"个性"，包括"独特""不一样"的美。

独特是种力量，是上天赐予的礼物，只要每个人将"独特"发挥到极致，便可拥有专属的美好人生。

当然，如果因为各种原因，需要借助适度的医学和外力，对脸部做适当的改善，也尽量不要破坏个人原有的独特美，避免发生"撞脸"的尴尬。

我们之所以提倡"女性医学"，主要是这种整体性的女性预防医学，强调现代女性应该学会用"自省式"的态度，达到"身心灵智"的全面性健康。而这正是生命最有价值的投资。

爱美之心，人皆有之。而女性的美是有层次的。随着年龄的增长，她们由少女、轻熟女到熟女的变化。同时，她们的身份也发生了改变，女儿、妻子、母亲，每个阶段她们都会散发出不一样的光芒，拥有独特的美丽和智慧。当然，她们同时也会接受不一样的挑战。

"女性医学"的使命，就是要陪着女性进行"自省式"的成长，传递幸福的感染力。

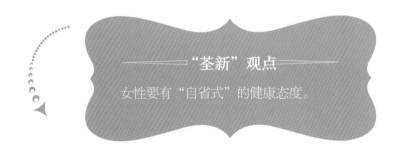

——"荃新"观点——

女性要有"自省式"的健康态度。

追星族也在悄然发生着变化。以前追星，粉丝只是远远地看着偶像。如今，他们会拿着偶像的照片对你说："我想要变成他／她。"

世界上没有两片相同的树叶，何况兼具美丽与智慧的人类呢。

"极光美学"提倡的是"千人有千面"的美学观念。即使是双胞胎，也没有完全一模一样的。每个人的五官不一样，脸上的光影层次与阴暗面的表现也不同，再加上胖瘦与肤质好坏的差异，以及内在学识涵养的不同，便造就了独一无二的自己。

而这种不一样，才让顾客有了专属的"独特"美。不管是保养美容、医学美容、美容医学，还是整形手术，凡是专业的团队，都希望通过微

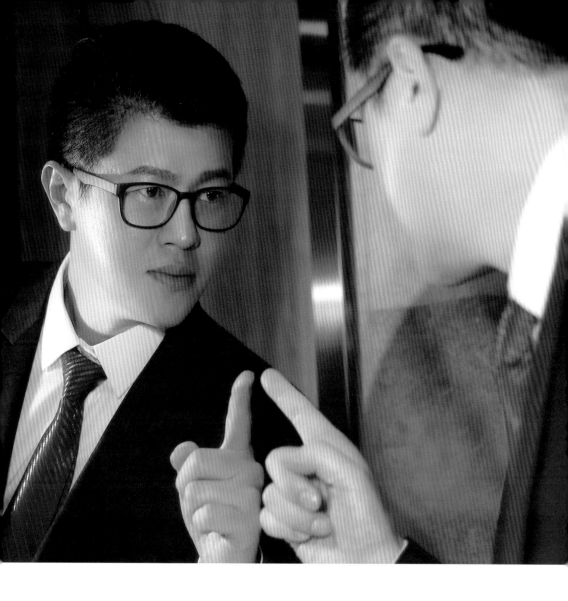

少的手段，与爱美人士共同对抗衰老的同时，给顾客的"独特美"加分。

而不是通过各种高科技，把顾客变成一个没有特点的陌生人。

优秀的医疗团队能够从顾客独特的自然美出发，规划

出一整套"活到老、美到老"的无负担医美疗程。

立马颠覆:

"自省式"的健康态度能让顾客远离胖、累、酸。

市场调查显示,如今人体最容易出现的问题便是胖、累、酸。

发福的身材,疲惫的状态,以及酸性体质的形成等诸多问题,医学界统称为"文明病"。其中,患者最多的是"新陈代谢症候群"和"自律神经失调",体现在皮肤上便是松、垂、垮等老化症状。究其原因,多半与现代人不健康的生活方式有关。

健康的生活习惯是早睡早起。可是如今呢?

年轻人对早起"深恶痛绝",因为熬夜对他们来说已经成为常态;中年人为了生活、工作上的各种压力奔忙,无法早睡,被动地熬夜。到了老年,终于有时间休

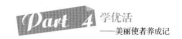

息了，也意识到了健康的重要性，可似乎又晚了一些。

而这恰恰是现代人日常的生活写照。面对这种情况，怎能不让人忧心忡忡？

国民的健康，应该与国力的强盛成正比。因此，"自省式"健康态度的推广与运用已经迫在眉睫。只有这样，才能让我们的生命在每一阶段都能光彩绽放。这也是美业从业者在大健康产业中所承担的一份社会责任。

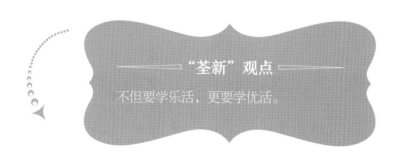

美国社会学者保罗·瑞恩在其著作《文化创意者：5000万人如何改变世界》一书中，首次提出了乐活的概念。以 Life Styles of Health and Sustainability 中英文单词的第一个字母组成了"LOHAS"这个新词汇，直译便是乐活族。

这是针对"健康衰退、心灵空虚、关系疏远、资源紧缺"等全球性问题，提出的健康可持续的生活方式。一经提出，便迅速得到世界各地人们的推崇。

从此，人们便有了不一样的生活体验：

"我会注意吃什么、如何吃，不吃高盐、高油、高糖的食品，多吃蔬菜及水果。"

"我会经常运动、适度休息、均衡饮食，不把健康的责任丢给医生。"

"我会注意自我成长、终身学习、灵性修养、关怀他人。"

……

越来越多人意识到健康重要性的同时，健康环保的"乐活"生活也成了人们的追求目标。为此，他们趁节假日远离城市，亲近大自然，食用纯天然食物。

然而，在"乐活"的基础上，不要忘了"优活"。所谓"优活"，就是追求优质的快乐生活，而这"优质"的前提，无不是以健康为前提的。

总之，学习过高品质的简单生活，维持无负担的轻盈体态，享受"身心灵智"的高品质健康生活，是美学观念的正道。

我们要回归健康的地平线：

青年以前是生命准备期，

中年是生命保护期，

老年是生命质量期。

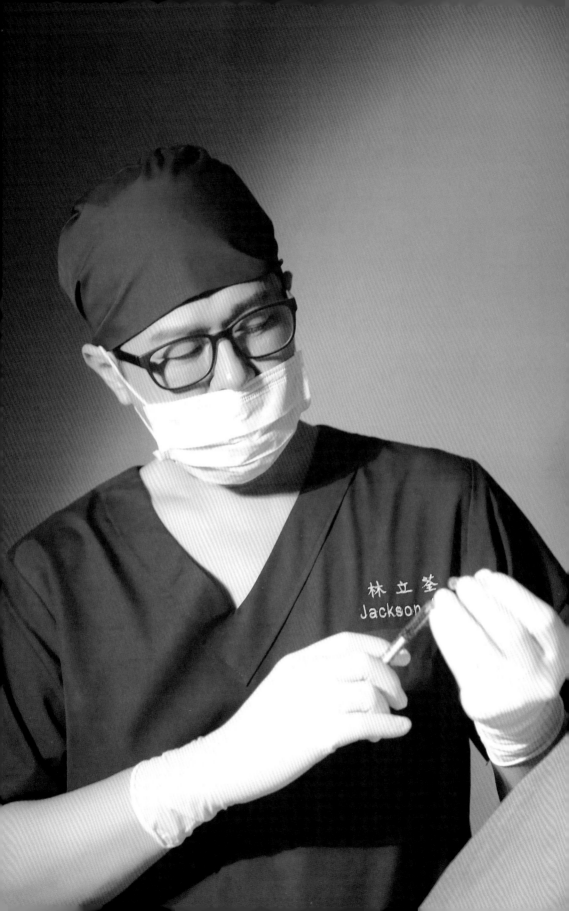

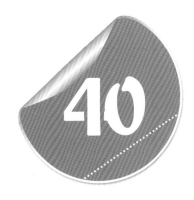

立马颠覆：

与顾客一起学时间管理，要为"健康"而活，勿为"忙碌"而活。

如果生活是一个盒子，你每天把一件又一件的事装进去，试试看，是否可以分清轻重缓急？是否能游刃有余、不疾不徐地将它装得刚刚好？甚至装完每件事还有空间？抑或是你根本装不下所有的事，溢了出来，到处乱七八糟？

人生就是一趟单程列车，我们不应该只是为了单纯地"快"而停不下脚步。梦想需要追求，但时间更需要管理。

很多人说："我很忙，忙得连睡觉的时间都没有，更不要说运动、户外休闲了。"其实，这都是没有做好

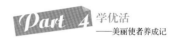

时间管控所致。

学会管理时间，我们的人生才真正自由。

当然，"对时间进行管理"并不是一件容易的事。需要我们用心去学习，最好养成记笔记的习惯。清楚地记录一个月的作息，好好坐下来检视后，才能发现如何正确地规划时间，怎样按照每件事的重要性去分配时间。

这时，会突然发现，时间一下子多了起来，我们再也不用忙碌地生活了。

切记：进行时间管理时，一定要将健康管理放进去，不要在失去健康后才想要找回，因为失去健康，一切都是妄谈。

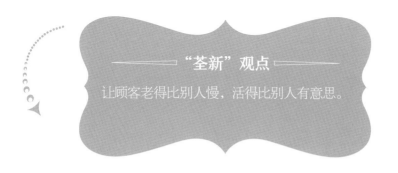

"荃新"观点

让顾客老得比别人慢，活得比别人有意思。

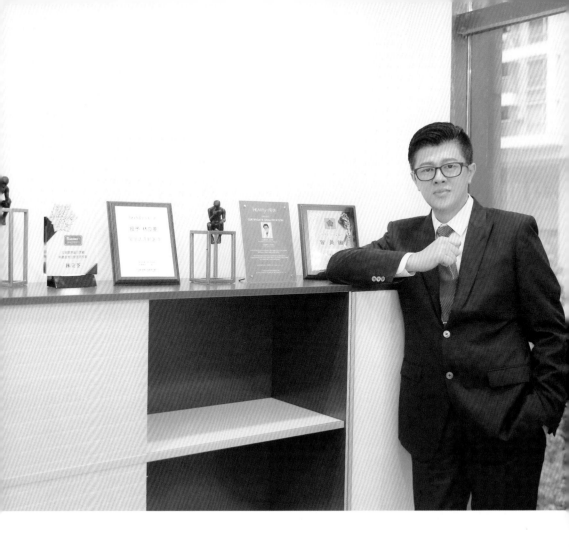

　　顾客追求自然没有错，但因为过分强调自然，而对医疗美容进行排斥，就是从一个极端走向了另一个极端。

　　科技与医学的发达，都是为了让人们的生活变得更美好，生活品质越来越高。全球美业的蓬勃发展，代表着人们追求健康美丽的境界日渐提高。强烈的变美需求，造就了庞大的市场体量。医疗美容的技术与服务，让越来越多的爱美人士受益。放眼全世界，顶尖的医美科技，有太多方法让人老得更慢，甚至"冻龄"。因此，一边增加内在的自信，延缓衰老，一边过高品质的"优活"生活，让人生自始至终都是一场美丽的盛宴。

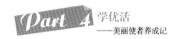

　　而与此同时，医美造成的医疗纠纷、后遗症等事件也时有发生，经过媒体的不断发酵，更加重了顾客的担忧："去美容诊所真的能变美吗，疗程安全吗？"

　　面对这些现象，我们美业从业者也要时刻自省。

　　医美问题产生的原因很多，有的是因为顾客想当然地要求医师去做自己不适合的疗程，而医师也没有及时地讲给顾客听。比如，不少爱美人士随波逐流，千篇一律地追求网红脸，或者追求立竿见影的速效美，而全然不顾自己的健康。

　　我们一直提倡，在医美领域，让一切回归到专业，顾客相信医师，而医师也重视自己的医德和专业。这种"回归医疗"的理念，也是"极、光、美、学"理念的重要组成部分。

　　回归医疗，也就是安全、安心、安稳地变美。其中，又有小回归与大回归之别。所谓小回归，是指我们引导顾客追求外在美同时，回归医疗立基点，不让他们被虚假广告所鼓动，做顾客皮肤需要的，而不是他们想要的。而大回归是指，不是单纯做医疗美容，而是建立大健康体系，包括身心灵智等各个层面，帮助顾客拥有健康的生活方式，以及健康的思维方式。

　　美容能带动顾客寻找健康之门，让他们从这扇门中追求美丽健康，然后渐渐往预防医学靠拢，更多地回归医疗的本质和初衷，帮助到更多的人。

　　作为一名医美从业者，除了引导顾客树立科学的美容观念，更要反省自身。

比如，在"医学美容"与"美容医学"两个领域之间有一个"医德考验区"。从业者经常面临这样的选择：是按照顾客的需求，多做医疗手段，从医学美容往美容医学去靠？还是花更多的时间，跟顾客解释，其实你的皮肤不需要这么多医疗手段？

这就如同面对枯萎的花朵，只要好好照顾它，就会长得很健康，还是必须要满足它的诉求，把它变成一盆塑料花？

这的确非常考验从业者的素养。但一名优秀的从业者，总要有所坚守。遇到这样的难题，首先自问："顾客的皮肤情况到底需不需要这么多的医疗手段去处理？"

比如，很多新型材料的出现，尤其是线材以及一些复合式的材料，能够让很多美容效果立竿见影。但是，这些材料并不一定是顾客的皮肤所需的。有的顾客不断地要求尝试。他们并不知道，过度地在皮肤上做很多项目，有时候对皮肤的伤害是不可逆的，或者产生一些不可预期的并发症。可是有的医师禁不住顾客的强烈要求，便不得不为顾客执行。

这样的行为就是没有把好医德这一关。医师必须有责任告诉顾客，皮肤需要什么，材料会起到怎样的作用，过度会怎样，病发症有哪些……

如果顾客还是不明事理，苦苦哀求，医师应该坚定地拒绝。

立马颠覆：

肥胖是一种生活习惯；只要下定决心，身材也能大改造。

2016 年，英国著名的医学杂志《柳叶刀》曾发表了一篇文章，称全球成人肥胖人口与日俱增，中国肥胖人口的比例"稳超"美国，成为世界第一。据调查，中国肥胖成年男性已达 4320 万，成年女性超 4640 万。

如此惊人的数字，究其原因，多半与我们的生活习惯有关。当然，我们国家很少出现外国那样动辄超过 150 公斤的体重，但"中广身材"却很普遍，特别是腹部肥胖。腹部肥胖中的内脏肥胖，很容易引发各种疾病，所以不容忽视。

美国知名节目《完全改造：超减重篇》中，减重天王克里斯·鲍威尔教练，帮助过度肥胖的患者实施减重计划，靠的就是改变生活习惯。最终，不用手术，也能让他们健康地减轻体重。

由此可见，良好的生活习惯，可以帮助肥胖者摆脱肥胖带来的各种不便，让生活变得多姿多彩，过上高品质的优质生活。然而，改变生活习惯并不容易，因为需要克服心理依赖。

克里斯对此给了如下建议："必须真的为自己做这件事，而不是为了别人。必须对自己还有减重支持系统都很诚实、坦白。必须时常检讨，承认过程中所犯的错误，并重新回到轨道上。要能够学习并在生活中应用营养与运动的知识及原则。"

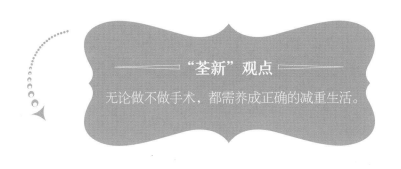

—— "荃新"观点 ——

无论做不做手术，都需养成正确的减重生活。

"靠良好的生活习惯来减肥，太痛苦了，还是做手术来得快！"这是不少肥胖者偷懒的想法。

对于他们来说，抽脂多快呀。因而，他们一胖就去抽脂，但错误的生活习惯照旧。于是，进入到"肥了抽脂，抽完又肥"的恶性循环中。严重者甚至对抽脂上了瘾。

那些抽脂成瘾的人，平时懒得运动，肥了就去诊所报到，认为将赘

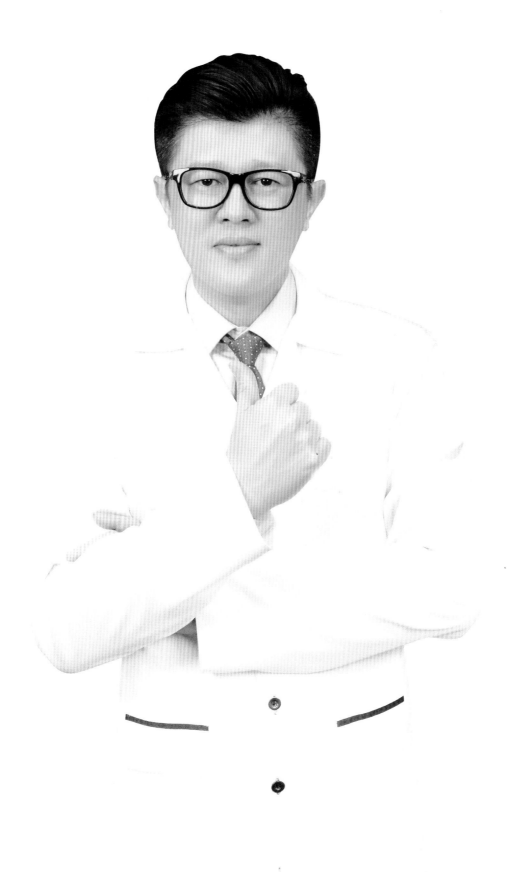

肉用抽脂的方式解决掉，既简单又方便，还不影响自己胡吃海喝。

当然，负责任的美容医师是不建议这么做的。毕竟，抽脂手术、胃绕道手术、胃切除手术等减重手术，其目的都是为了帮助那些过度肥胖的患者。之所以做出这样的选择，是在迫不得已的状况下，经医师评估，患者短期内无法靠自身力量瘦下来，而且过度肥胖已经影响到了身体的健康状况。

也就是说，做这些手术的前提是不影响健康，并非单纯为了速效或美观。

比如，韩剧《丑女大翻身》中的女主角在抽脂前，必须减重到一定程度才能实施抽脂。之所以这样，一方面是为了提升手术的安全性，同时也为了降低皮肤过度松垮的几率。

对于体重指数 BMI > 30 的人而言，如果想要借助抽脂手术来瘦身，建议先请专业的减肥团队为顾客规划一套减肥计划，从生活中的体重管理做起，无论是饮食、运动、生活作息，都要养成健康的生活习惯。

有了健康的生活习惯，靠自己的力量也有可能瘦下来，那时根本就不需要抽脂了。

健康地瘦下来后，如果还想拥有令人羡慕的身材，可以选择正确的非侵入性溶脂仪器，对付较难瘦下去的身体部位，并利用 Liposonix® 对付阳性脂肪，利用 Coolsculpting 对付阴性脂肪，加强局部的曲线雕塑。

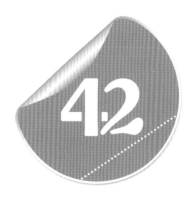

立马颠覆：

不需要抽脂，也能治疗局部肥胖。

中国女性很少有像国外那种动辄体重高达 80 或 90
公斤的肥胖者，但对于腹部多出的赘肉，99% 的女性都
不满意。如何减去腹部"游泳圈"似的松垮赘肉，就成
了她们非常关注的事。

对上班族来说，长赘肉是因为缺乏运动，长期坐办
公室的结果。而环状躯干的脂肪，通常不是用普通方法
就能减下去的，因为它们非常顽固。局部的顽固脂肪本
来就难以减除，顾客还有另外一层担忧，怕实施瘦身饮
食计划后，该减的没减下去，不该减的胸部却缩水了不少。

有没有两全其美的办法？

为了让胸部依然丰满，有的爱美人士不得已选择了

"侵入性"的抽脂或溶脂。当然，想要减该减的地方，留该留的地方，且不用"侵入性"的治疗手段，也是可以的，比如运用"立塑聚焦声波"疗程。

"立塑聚焦声波"的出现，让爱美的女性多了更安全的选择，且术后不需要恢复期，马上就能投入工作。对于忙碌的上班族是再适合不过了。

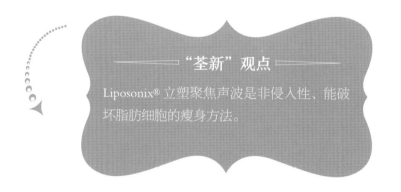

正确的饮食观念与固定的运动习惯，加上改变生活中的不良习惯，辅以有效的外在疗程与仪器，为瘦身成功的铁则。

———— "荃新" 观点 ————

Liposonix® 立塑聚焦声波是非侵入性、能破坏脂肪细胞的瘦身方法。

中国的肥胖人口越来越多，为了追求娇美的身材，人们越来越关注如何减肥瘦身。

对于节食、代餐、运动、埋线等瘦身方法，很多顾客都尝试过。这种

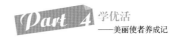
减肥瘦身方式虽然不用吃难以下咽的减肥餐，可因为要经历一个漫长的过程，很少有人能坚持下来。因而，人们常说，减肥是女人一辈子的事业。

的确，女人一生都在和身上的肥肉做斗争。而且，这个过程相当痛苦。那么，有没有一种不需要经过漫长的等待，也不用吃难以下咽的减肥餐就能瘦身的办法呢？

Liposonix® 立塑就能做到，这从 Liposonix® 立塑聚焦声波的短期效果就能看出。对减肥瘦身者来说，这是一种鼓舞，可以更有信心地为保持窈窕体态而努力。

Liposonix® 立塑的除脂原理，是通过非侵入性的聚焦超声波，真正破坏皮下脂肪细胞。术前不需麻醉，术后无伤口、没有穿塑身衣的恢复期，因此，不会打乱顾客平常的生活作息。

当然，提醒顾客在此期间，一定要多喝水帮助代谢，同时还要建立良好的生活习惯。

注意事项：

适合对象：BMI ≤ 30，并且能在治疗部位捏出约 2.5 厘米脂肪者。

治疗过程：量体重→确认 BMI →测量体脂→标记施作范围。

各种塑身疗程比较表 1

名称	立塑聚焦声波 Liposonix®	冷冻溶脂 Coolsculpting™	冷热塑型 双极射频
原理	通过非侵入性的聚焦超声波，穿透却不伤害皮肤，直达皮下脂肪层，可真正破坏皮下脂肪细胞。高能量可在 1 秒内将皮下脂肪迅速加热，所产生的热能除了破坏皮下脂肪细胞，还能通过传递的热能达到双重的组织反应。可捏出 2.5 厘米的局部肥胖者都适合，术前不需麻醉，术后无伤口、不需要恢复期	不具有侵入性，不会造成组织损坏，也不需恢复期。优点是可避免传统高压抽脂易产生组织坏死和发炎的情况，且可避免疼痛问题。冷冻过程是将机台的把手吸附在雕塑的部位上约 50~60 分钟，利用 4℃ 低温让脂肪细胞自然死亡，14 天后通过肝脏代谢排出	通过 LED 光可刺激细胞增生胶原蛋白，使肌肤恢复年轻，收紧轮廓线条。而冷冻细胞溶脂技术则把脂肪细胞冷冻，使细胞内的三酸甘油脂由液态变成固态，脂肪细胞受冷后会提早老化，并开始分解，让脂肪层逐渐变薄，最后通过身体正常代谢过程，自然排出体外
作用	对付局部顽固脂肪、局部雕塑紧实	适用于腹部、腰侧、大腿内侧、后背肩胛骨下等脂肪容易囤积的部位	去水肿、改善橘皮纹、橘皮脂肪

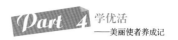

各种塑身疗程比较表 2

名称	冲击波碎脂仪	爆脂仪	热能射频仪	经络淋巴理疗仪
原理	冲击波于 1980 年以来已成功被医学界运用于治疗肾结石（体外冲击波碎石，缩写为 ESWL），1992 年起相继被运用于治疗肌腱疼痛症。而运用于医美界，则是采用非入侵性的粉碎脂肪疗法，该仪器集精准溶脂、快速爆脂、均匀碎脂于一身	以每秒 100 万次及 40 万次的超声波震动对脂肪细胞带来冲击，产生交替的正、负压，令脂肪细胞内外受压不平均，直到无法承受压力时，脂肪细胞便会自然爆破	利用"两极化电子移动作用"，因为不停改变电流而让带正极的电子被负极吸引。当每次极化电子产生移动时会造成电子互相产生碰撞、歪曲，产生生物热量，促进循环，燃烧脂肪	先打碎面积大的橘皮组织，再收紧身体线条，使局部更紧实。中医的经络理论："痛则不通，通则不痛。"经络一旦阻塞，浑身肌肉酸痛、肥胖等一连串问题便会产生，当淋巴通了，身材也能改善
作用	打击臀部、大腿及肚子等大范围顽固脂肪	溶脂、去除臀部及腰部等脂肪，也可改善橘皮组织	减肥燃脂，改善全身血液循环，促进新陈代谢	局部塑身、疏通淋巴肿胀、改善静脉曲张症状

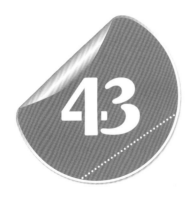

立马颠覆:

热溶、冷溶,需视顾客的需求而定,不是赶潮流。

减肥瘦身之风大行其道之际,一条"运动不到位也可以减肥瘦身"的"激光溶脂"广告一经出现,立刻引起了爱美女性的关注。不久,又出现了一个只靠"冷冻"就能减肥的"冷冻溶脂",大家又一窝蜂地涌上去,根本不管适不适合自己。

"激光溶脂"和局部雕塑立塑聚焦声波都是热溶的一种,原理是通过热能破坏皮下脂肪细胞;而"冷冻溶脂"则是针对脂肪细胞不耐低温的特性,使用低温冷冻促使脂肪细胞凋亡。

临床实验证实,脂肪中的三酸甘油脂在4℃的低温下逐渐呈现固体状态,冷冻溶脂的探头可以控制冷却条

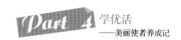
件，使脂肪慢慢凋亡。

追赶潮流，必须以自己的身体状况为基础。不过，面对"热溶"和"冷溶"，的确让想要瘦身减肥的顾客难以选择。他们不断地询问："冷的好？热的好？"

这不是哪个好，哪个不好的问题，而是哪个适合自己。想要瘦身，一定建议顾客找到优秀且专业的医疗团队，选择适合自己的仪器，制定身体需要的、健康的减脂方法。

冷冻溶脂的原理：

Coolsculpting™ 是由美国哈佛大学、麻州总医院等组成的研究团队研发的，同时通过美国 FDA 认可的 FAT LAYER REDUCTION 减脂技术。

基于脂肪不耐低温的特性，通过特殊设计的冷却探头，以真空压力吸住治疗部位，锁定多余脂肪，探头可以精确控制冷却条件，使脂肪慢慢凋亡，再经由人体的淋巴系统自行代谢，排出体外，温和且没有疼痛感。

过程不需麻醉，术后也不会产生肿胀不适，同时不用担心神经、血管及皮肤组织受到损坏，不会造成疼痛，不会留下疤痕。

使用 Coolsculpting™，单次疗程就可减去 22% ~ 25% 的脂肪。

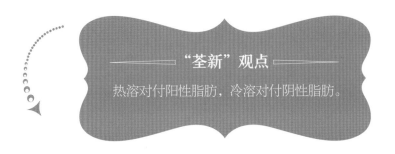

—— "荃新"观点 ——

热溶对付阳性脂肪，冷溶对付阴性脂肪。

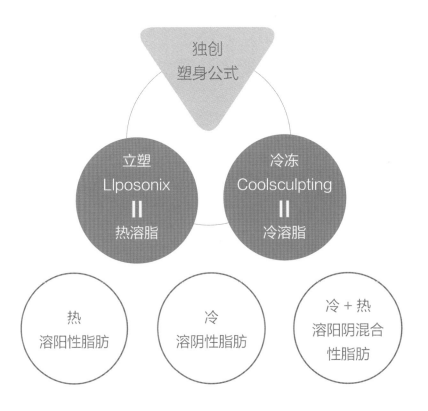

独创
塑身公式

立塑
LIposonix
||
热溶脂

冷冻
Coolsculpting
||
冷溶脂

热
溶阳性脂肪

冷
溶阴性脂肪

冷＋热
溶阳阴混合
性脂肪

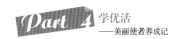
同样的肥胖，但很可能两个人身体内的"脂肪"不一样。不一样的"脂肪"，需要用不同的手段来应对。

也就是说，有些脂肪适合采用热溶，有些适合冷溶，有些则需要交互运用。

为了便于理解，我们将"脂肪"分为阳性和阴性。阳性脂肪是指代谢快、较年轻的脂肪；阴性脂肪则是代谢慢与已老化的脂肪。当然，对于"脂肪"到底是阴性还是阳性，并非只是根据年龄来判断，也要根据每个人体质代谢的快慢来判断。

通常而言，随着年龄的增长，基础代谢率会下降。因而，35岁以上的人，阴性脂肪比例较多。不过，还要看个人的基础代谢率。

以身体部位为例，腰部属于阴性脂肪较多的部位。由于身体每个部位的代谢速率不同，因此我们必须针对顾客需要改善的部位去做冷、热溶的搭配。这样，才能让溶脂后的效果更明显。

需要注意的是，不管是冷溶还是热溶，最后脂肪都必须靠自己的身体来代谢掉，所以判断体质代谢快慢是溶脂的关键。为此，专业的医疗团队必须为顾客量身订做冷、热溶疗程，进而让顾客的曲线雕塑更加"溶"易。

腰部是阴性脂肪较多的部位。

一定要用安全、健康、个性化的方式，重塑顾客的小蛮腰。

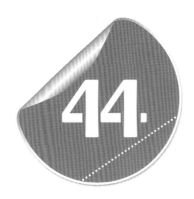

立马颠覆：

"微笑美学"是美女新准则。

法国作家雨果说过："笑，就是阳光，它能消除人脸上的冬色。"

微笑有一种魔力，不仅能拉近人与人之间的距离，还会给人增添美感。林志玲之所以能红透半边天，除了她天生的美丽与高情商，还有一个非常重要的原因，就是她的笑容。

近年来，牙医提出了所谓的"微笑美学"。在"微笑美学"里，牙齿被列为最重要的因素之一。

很多女星出道前，经纪公司就会叫她们先去整牙。更夸张的是，有些人甚至会把整排门牙打掉，换成一口"贝齿"。

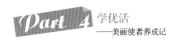
这一切，只是为了让微笑时更加好看。

那么，牙齿矫正到什么程度才算合适呢？其实，还要视整体的笑容而定。比如说虎牙，有些人笑起来显得可爱、俏皮，比如巩俐的虎牙就让她的微笑加分。但有些人的虎牙则长得很不讨巧，显得颇为多余，这就需要取掉。

因此，"微笑美学"是需要从整体面容来考虑的。专业、优秀的牙医在为顾客改善"微笑美学"时，所做疗程必须根据顾客面容的需要来定，而不需要做过多的、无谓的改造。

当然，无论牙医如何为顾客恢复整体美观、创造个性化的笑容，口腔牙齿的健康自始至终都是改善的前提，因为健康是美的根本！

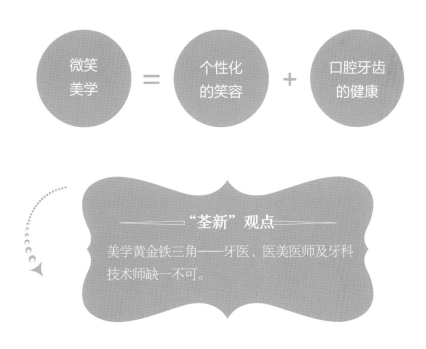

微笑美学 ＝ 个性化的笑容 ＋ 口腔牙齿的健康

"荃新"观点

美学黄金铁三角——牙医、医美医师及牙科技术师缺一不可。

矫正牙齿是为了什么？除了吃东西更方便，更是为了变美。

可一想到矫正牙齿，顾客首先想到的就是牙医和戴牙套。似乎牙医的职责就是帮着顾客把不好的牙齿进行矫正，并不需要考虑其他。

其实，作为一个专业、有责任的牙医，需要考虑客户的整体面容。也可以说，牙医是需要和医美医师相互配合的。因此，想改善牙齿的顾客，必须找到一个专业、有实力的团队，里面不仅要有牙医、医美医师，还需要牙科技术师。这三者各司其职又相互配合，共同为顾客提供更精准、更优质的服务。因此，牙医、医美医师和牙科技术师，也就成了"美学黄金铁三角"。

> 牙医：对于顾客的牙齿作基本的治疗及所需的调整。
>
> 医美医师：针对口外部分做软组织的保养及雕塑。
>
> 牙科技术师：着重在牙齿评估及创作。

众所周知，三角形是最稳固的形状。"美学黄金铁三角"也不例外，缺少任何一"角"，都可能让顾客想要的完美笑容人打折扣。而且，团队合作的重要性在于每个领域都有各自的专业，只有在各个专业领域相结合的评估下来完成操作，才能让顾客拥有健康的牙齿，拥有独属于他们的最美好的笑容。

45

立马颠覆：

完美的笑容让每一天更美好。

牙齿的参差不齐不仅会影响美观，甚至让有些爱美的人士失去了微笑的勇气。可一想到"矫正牙齿"，还要戴很长一段时间的牙套，便又望而却步了。

所幸，自从小 S 戴着牙套大方地在电视上亮相后，戴牙套会变丑的观点被无形改变了。大街上时常会见到戴着牙套的年轻人，矫正牙齿似乎成为一场全民运动。

然而，很多人动辄花了十几万的矫正费，却忘了"洁白牙齿"的重要性。

古诗里对美人的形容，大都是"巧笑倩兮，美目盼兮"。她们的"美"，无不是"明眸皓齿"。所以，变美，还要关注牙齿的洁白程度。

而让牙齿洁白，必须从儿童时期抓起。因此，提醒父母亲，在关注儿童牙齿健康的同时，千万别忽略了洁白。

成年人若是齿色不够白，必须先弄清牙齿不白的原因，对症下药，让黄牙变白牙。

需要注意的是，目前的牙齿矫正，是用很强力的黏着剂将矫正器固定在法郎质上，矫正后牙齿通常都会变黄。为此，有人选择戴活动式的矫正牙托。不过，这种活动式的矫正牙托，只适合单纯牙齿排列不整齐的人，对于那些明显后倒或是深咬（俗称暴牙）的人并不合适。

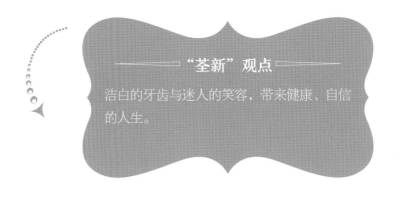

"荃新"观点

洁白的牙齿与迷人的笑容，带来健康、自信的人生。

"微笑"是人与人交流的最好语言，既可温暖他人，也可建立自信。而想要展现亲切、美好的笑容，就必须拥有美丽的牙齿。迷人的微笑与洁白的牙齿，如同唇齿相依。

根据研究报告显示，人们在微笑时，有80.95%的人会露出牙齿，所露牙齿可至第1或第2小臼齿（亦称双尖牙）。其中，女性微笑时以露出至第1前磨牙居多，对男性而言，两种表现的人数基本相等。

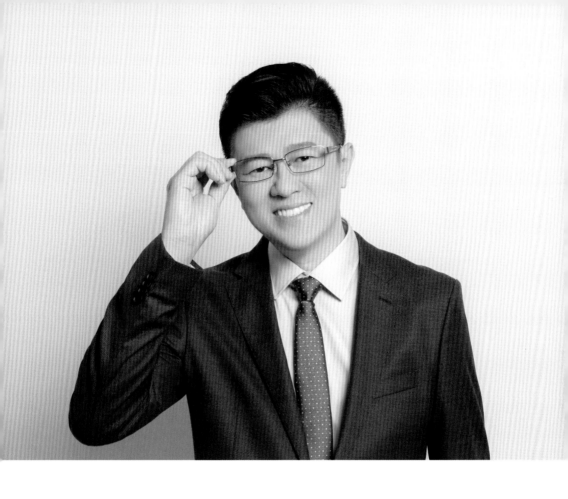

　　"牙齿"不仅在生活、人际交往及美学上扮演着如此重要的角色，更重要的是，如果没有一口健康的牙齿，身体的强健也无从谈起。"牙好，胃口就好！"这并非一句简单的广告语，更是身体健康的一项重要指标。在西方国家，牙科之所以格外受重视，正是健康指标与文明程度的一种体现。

　　没有一口洁白的牙齿，连微笑都因为"难以启齿"而越来越少，更何谈自信从容了。

　　没有了微笑，失去了自信，如何在人群中展示更好的自己？怎样在人际交往中游刃有余？这如同连锁反应，让生活都变得黯淡了不少。

　　牙齿与健康、自信的人生息息相关，当顾客还在为此烦恼时，帮助他们展现灿烂的笑容吧！

立马颠覆：

一堂终身难忘的皮肤课！

在多年的求医历程中，我曾遇到过很多或让人感动、或让人深思、或让人扼腕叹息的事情，但印象最深的还是大学学期末的一堂皮肤课。

医学院的学业相对繁重，同学们日常的功课不少，又临近期末，大家听得格外认真，都没有丝毫懈怠。一上课，老师便娓娓道来，直到过了大半节课，将所有的知识点都讲完，还没听老师提及考试的事。

同学们原本摩拳擦掌，想在考试中拿到好成绩。不料，老师整理了一下教案徐徐道："同学们，这堂课我们不考试了……"

大家一下子警觉起来，兴奋中带着些许不解。

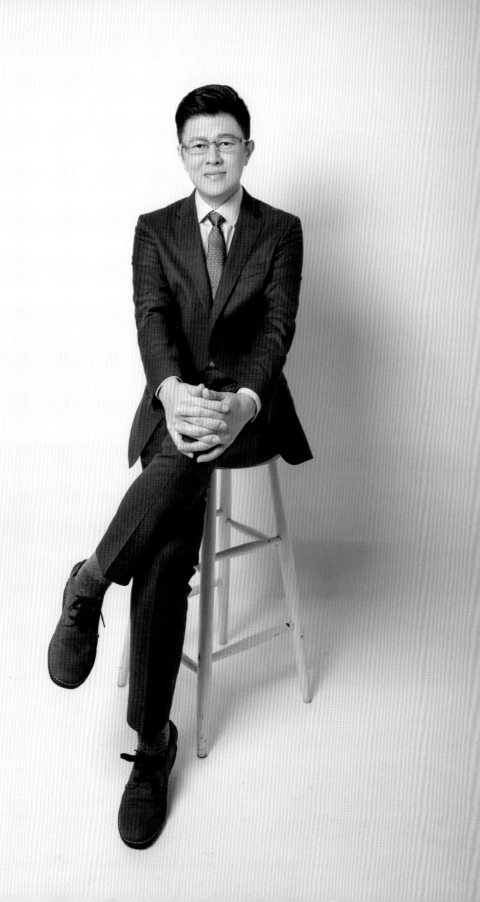

看着同学们疑惑的眼神，老师继续说道："其实，你们已经通过了测试。你们每个人的状态都可以达到 80 分以上，这也是最令我欣慰的。你们很用心、慎重地对待皮肤学这门课程，并且拿出了最好的状态，尽了最大的努力。现在，课上完了，知识也懂了，你们可以把书丢了……"

教室内又是一片哗然。

"医学是日新月异的，今天是新的，明天就是旧的。所以，你们必须学习新的知识、阅读新的文献，融合原有的东西，再做整理、判断。这是你们一生的功课！"

老师的一番话，令人醍醐灌顶。教室内刚刚弥漫开的鼓噪情绪一下子又调频到一种宁静致远的状态。

那堂课之所以对我有如此大的触动，主要是老师让我明白了作为一名医者的基本守则。首先，要谦卑。前事不忘，后事之师，在尊重前人医学贡献的基础上，审慎、用心地学习，打下良好的医学基础，这是为患者服务的根基。犹如精美的玉器，需要切磋琢磨，高深的医疗技术也需要长时间的推敲、摸索与实践。当然，更少不了责任心的倾注。其次，高效学习，用最短的时间攻克难点、痛点。医师要具备很强的学习力，在专业领域深度钻研，寻求突破。第三，尊重专业，丢掉包袱，不断进步，这在医疗美容领域尤其突出。求新、求变，是医美行业的大趋势。因此，多年来，保有持续的学习力、创新力，成了我一以贯之的自我要求。而我之所以能在妇科、皮肤科等不同学科之间融会贯通，也是因为受到这样的启发，除了专业基础要扎实，必须对医师职业保持高度的敬畏，在新的医学领域不断探索。

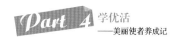

作为医疗美容行业的从业者，也必然少不了这一份医者仁心的责任。日新月异的新技术、新材料、新概念，都离不开对顾客的关照，对专业的尊重，以及对新技术的憧憬。对美的追求恒久不变，但变美的方式方法在不断更新变化。身处这样的大背景，我们还有什么理由停滞不前？赶快行动起来，让自己持续走在美丽事业的最前沿，才是一名美业从业者自优秀到卓越的蜕变之路。

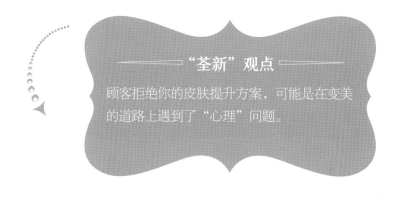

"荃新"观点

顾客拒绝你的皮肤提升方案，可能是在变美的道路上遇到了"心理"问题。

不少从业者经常遇到这样的窘境，顾客满怀忐忑地来到你面前，你笑脸相迎，热情招待，一系列地专业测评之后，拿出了非常完善的皮肤提升方案。此时，顾客不是挑剔这里有些不妥，就是那里有待商榷。如果前期的工作没有纰漏，那么问题有可能出在顾客这边。虽然他们勇敢地站在你面前，但还没过自己的心理关卡。

这些心理障碍主要体现在哪些方面呢？

第一，做了医美项目，势必会受到某些舆论压力的影响。有鼓励的，自然也有指摘的。面对一些不太入耳的言辞，心里多少有些不悦。第二，对医疗机构的安全和疗效也存在不少疑虑，担心是否会遇到责任心不强，医术不精的大夫。而且，"身体发肤，受之父母，不敢毁伤，孝之始也"，这句《孝经》中人们时常引用的话，也让变美的脚步变得不那么坚定。

那么，到底如何理解通过医疗行为改变人的外在形象来变美这件事？

我们应该感恩父母赐予我们生命，但人生来并不是完美的。只要仔细观察，就会发现，人的身体是美好的，却不是圆满的。更何况，经年累月的损伤、破坏和极速老化，也意味着我们的身体没有得到很好的呵护和使用。另外，有些人还会尝试用不良手段去掩饰已被自然老化破坏的皮肤，通过非严谨考虑的手术和盲目的填充，快速掩饰对皮肤的不当使用。

爱美之心，人皆有之。对美的追求，也是对人生、对自己、对他人的一种尊重。如同，女孩子出门衣妆得体一般。无论是否做过医疗美容，人们都很难阻止别人对自己进行某些方面的评论。那么，帮助顾客树立信心，勇敢地做自己，便异常重要。

西方"医学之父"希波克拉底说过，"病人的本能就是病人的医生，医生只是照顾病人的本能"。这句话对我的启发颇深，我希望用毕生所学去照顾好求美者肌肤的本能，对身体的认识、对预防保健、对人的美学教育，都能体现出自己的专业素养和责任心，让顾客安全地变美。以这样的心态来对待顾客，自然会打消他们的疑虑。

因此，我接触每一位求美者，不仅是看他们的脸，他们的皮肤存在哪些问题，同样关心他们的心理状态，是否健康乐观，是否积极阳光。如果顾客对生活充满迷茫，那么，在帮助他们皮肤变好，脸蛋变美的同时，

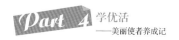

更要让他们变得鲜活和自信起来。用阳光的心态来做事，也让这束光亮照进每一位求美者的心房。

人不一定认得人，但灵魂一定认得灵魂，整形医师、医美顾问，每一位从业者要能敏锐地洞察顾客那一张张脸背后的灵魂，通过教育让他们觉悟。有缘遇上的每一位求美者，我们都不应轻易放弃。

> 教育意味着一棵树摇动另一棵树，一朵云推动另一朵云，一个灵魂唤醒另一个灵魂。
>
> ——德国存在主义哲学家　雅思贝尔斯

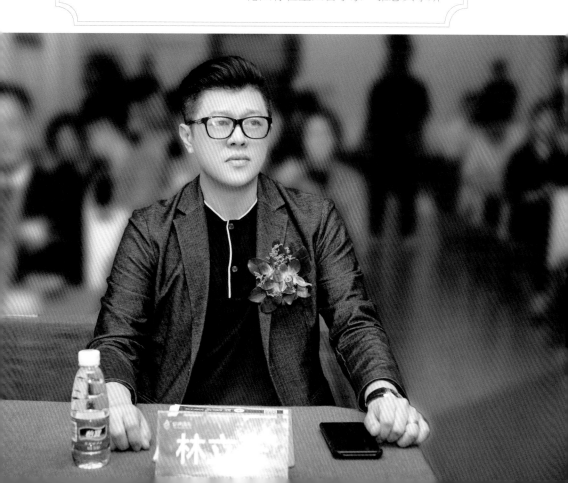

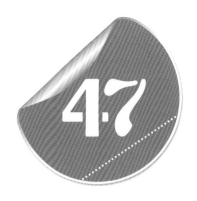

立马颠覆：

要顾客内外都好看，是一项系统工程！

有的美业顾问发牢骚道："我们想方设法把顾客的脸蛋、身材变美了，可她们还是不满意，她们还想要好气色、好身体、好气质。"

每逢听到类似的唠叨，我总是善意地提醒："谁不想要内外兼修的美丽呢？美丽有内涵，也有外延。有了美丽的轮廓，想要光泽的皮肤，健硕的身体，有灵气的神韵。顾客的要求没有错，错的是美业人员对待美丽的要求有失偏颇了。"

帮助顾客变美，不是单维度的，而是一项复杂的系统工程。

医疗美容领域，所有通往美丽殿堂的努力，都应该

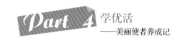

以顾客的健康为基石。而快节奏的生活，各方面的压力，导致顾客时常处于亚健康的状态。

世界卫生组织（WHO）曾指出，健康不仅是身体没有病，还要有完整的生理、心理状态和社会的适应能力，并给出了 10 条健康的标准。

健康的 10 条标准：

1. 精力充沛，能从容不迫地应对日常生活的压力而不感到过分紧张；

2. 处事乐观，态度积极，乐于担责任，严于律已，宽以待人；

3. 应变能力强，能够较好地适应环境的各种变化；

4. 对于一般感冒和传染病有抵抗能力；

5. 体重标准，身体均称，站立时身体各部位协调；

6. 眼睛明亮，反映敏捷，无炎症；

7. 头发有光泽，无头屑或较少；

8. 牙齿清洁，无龋齿、无疼痛，牙龈颜色正常，无出血现象；

9. 肌肉、皮肤有弹性，走路感觉轻松；

10. 善于休息，睡眠好。

对照这 10 条标准，我们很容易发现，无论是顾客，还是我们自己，也时常处于亚健康的状态下。在匹配医疗美容方案的同时，我们也要调理顾客的健康状态。因此，人们常说："健康是 1，事业、财富、婚姻、名誉种种都是 0，有了前面的 1，后面的 0 才有价值。"医疗美容塑造的美丽面庞与身姿，也是 1 后面的价值体现。

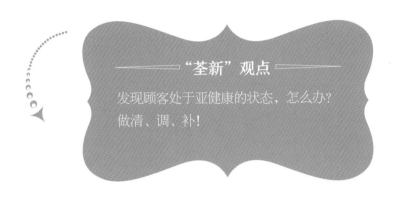

"荃新"观点

发现顾客处于亚健康的状态，怎么办？
做清、调、补！

美丽既要有"眼前一亮""明艳动人"的第一印象，也要透出由内而外的美丽光彩。当皮肤日趋黯淡，眼神不再透亮，身体时常疲惫……那是身体在为我们敲响警钟。

为顾客做清、调、补，也是一项繁复的科学工程。美国科学家莱纳斯·卡尔·鲍林博士提出的"分子矫正医学"概念为此项研究提供了方向。这位迄今为止世界上唯一一位两次单独获得诺贝尔奖的生物化学家，曾被英国《新科学家》周刊评为人类有史以来20位最杰出的科学家之一。而所谓的"分子矫正医学"，讲的就是以人类"身""心"健康为主体，涉及人类生物学的各种学科，如临床医学、免疫学、遗传学、分子生物学、生物能量医学、量子物理学、心理学等诸多方面，在综合研究的基础上，来了解构成人体细胞的"分子"状态、遗传基因及细胞活动。

通过促进细胞分子的正常代谢，保持血液循环顺畅，并辅以潜在意识及情绪的帮助，使身体具备很好的自然治愈力。这被称为21世纪医学主流的学说，更是被冠以"现代文明病的终结者"的称号。

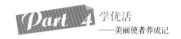

现在高科技的持续发展，就是为了不断地提升人类的生活品质。很多医学技术与方法，能够对顾客的身体做清、调、补，让他们回到比较年轻、健康、免疫较好的状态。在这方面，我们的方法有很多，都是欧美引进的、多年来应用广泛、疗效显著的顺势疗法和自然疗法。

首先，我们通过一些功能性的检测仪器去具体检测，看顾客到底处于哪一种情况？是健康，还是亚健康，或者已经处于疾病的状态。

知道顾客的身体到底哪里出了状况，才能有针对性地进行调理。

第一个步骤，自然是"清"，也就是有针对性地排毒。我们有肺部排毒的，有肝脏排毒的，有肠道排毒的，有皮肤排毒的，有心灵排毒的，通过专业的疗程将毒素排出去，让顾客的身体更轻盈，更有活力。

"调"同样有很多新的技术，帮助顾客调理身体，提高免疫力。这个部分，安排在排毒以后，激活自身的免疫系统，进行系统地活化。

"补"的疗程，针对顾客虚的部分来进行，高科技的细胞性产品可以经医疗专家会诊后，制定具体方案。

极光美学的理念，就是让顾客整体性地达到内外都好看的效果，健康与美丽兼备。

活到老，美到老的医美疗程，要回归健康的地平线！

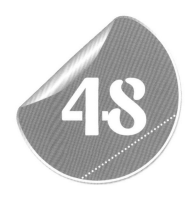

立马颠覆：

了解医疗美容的世界趋势，做个有格局的医美顾问。

就医疗美容而言，东西方各有侧重。欧美地区比较注重皮肤的养护、保养，因为他们的面部轮廓比较深。韩国的手术水准比较高，擅长打造"类型化"的美女。而日本自成一派，但没有让整个亚洲完全接受他们"不一样"美的观念，日本医疗美容业崇尚的美比较自然，他们的明星做过美容或整形之后不会显得很奇怪。而韩国凸显手术，韩剧里的明星就比较明显。手术做得多，经验就相对丰富，在亚洲的手术美容行业处于领先地位。

中国的台湾地区相对保守一点，不会推展手术，而是由微整形、微创的医疗美容慢慢发起，再把整形带入进来。中国台湾地区现在的经验和定位，其实比较接近

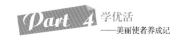

自然美的心态。而韩国不太一样的地方，就是所有人都可以用手术的方式，做成韩剧中的偶像，类似今天的网红。

大陆的医美趋势也在向这几个国家和地区靠拢，前几年大家蜂拥去韩国，尝试开刀手术，但结果未必理想。而国情原因，大陆去日本做手术的少，而是更倾向于去台湾地区。台湾地区这么多年来培育的美学观念，也为大陆的美业发展提供了借鉴与参考。

大陆与台湾地区的文化一脉相承，比较适合东方人面孔的这种打造方式，也不知不觉地形成了自然美的走向趋势。毕竟，手术的效果之前很多人也尝试过了，欧美的研发、经验、专利和产品，是否适合亚洲市场，也有了一定的参考。从目前整个市场发展现状来看，医美行业中，台湾地区的观念比较符合亚洲人的审美标准。现在东南亚的国家和地区中，如马来西亚、印尼、越南、泰国、柬埔寨、缅甸等许多地方的顾客，就对自然美、独特美更加认同。

去过日本的朋友都知道，那里的东西非常精致。在脸部塑形方面也是如此。比如，日本人从很年轻的时候，就做细处的打造，开始用医疗或者美妆、美容的东西。对他们而言，这是基本的礼貌，和出门化妆一样。

大陆美业的发展，相对日本、中国台湾地区略微滞后，对美的追求虽然还是比较起步的阶段，但发展的速度很快。

所谓的微创美容或者手术美容，虽然我们走了 20 年，但仍然是非常新的行业，我们并没有形成整个亚洲人变美的标准。大陆医美行业蓬勃发展，在每一个环节上，都在尝试我们中国人自己的标准，不可能拿日本、韩国或欧美的来照搬，一定要找出适合中国人对抗衰老和脸部的雕塑的标准和数据，否则很多从业者就会照着其他国家的模式，在我们消费者的身上做实验。

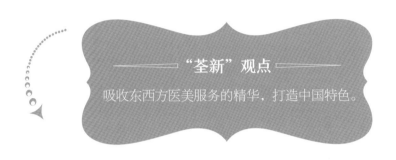

——**"荃新"观点**——
吸收东西方医美服务的精华，打造中国特色。

我们在台湾地区和大陆都有自己的医疗美容机构，有幸服务海峡两岸更多的顾客。在台湾地区医疗美容业我们服务了 20 年，开拓大陆市场也已 10 年。多年的从医服务经历，让我对东西方，以及海峡两岸的服务特色有了些许体会，在此分享给大家。

大陆的医疗界非常严谨，保有我们中国人勤奋、上进的文化特色，在医疗美容的追求上，在医疗技术及设施的提升等各方面，其蓬勃发展的速度令人欣喜。在这个行业，我们一直在加速学习，身处其中，受其感染，能贡献自己的经验和力量，倍感荣幸。

大陆的市场比较大，顾客也很多，跟东南亚国家比较，服务特色不同，与欧美就更不一样了。

欧美注重医师在技术医疗专业上给予顾客帮助，顾客的自主性比较强，可以跟医师有非常大的讨论余地，双方交流的过程很充分，在执行

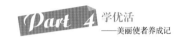

操作之前，他们有非常多的咨询和了解的时间，充分思考后再做决定。而这在亚洲目前还做不到，大家连概念都还没有特别清晰，在法律层面或是自主权上也有不确定的因素。东西方对自主权的掌握跟法律上的界定，还有顾客的认知，极大地影响到医疗美容行业的严谨度。

东西方的市场重点不同，台湾地区与大陆的市场又有一些区别。台湾地区比较小，人与人的接触比较频繁，所以在服务上花费的心力会比较大。我们要怎么样服务顾客，顾客有什么不满意的反馈等，都琢磨地很细致，注重人与人的服务和互动。而且，未必是专业的领域上的互动，可能是在所谓的交易关系上的互动。

大陆市场注重的是团队给予顾客的服务，而台湾地区是针对一个医师或是一家诊所对顾客的服务，这在市场上就有所区别。比如，大陆人假如到台湾地区做医美，他可能会问："你们集团有多大？医师牛不牛？你们有多少客人？你们的服务有几个并发症？这些项目做下来多少钱？我们五个人一起做，能不能打个折？"这多少反应了大陆消费市场的特色。

其实，在台湾地区，一个人针对一个人服务，如果五个人来做，那就把他们一一分开，了解医师怎么样给他提供服务，后面的服务质量如何，客户在什么地方，保养可以找谁？所以，台湾地区市场注重的是人与人消费的服务，而大陆市场尚未如此细腻。顾客必须做这个，后面也不会找你麻烦，后期要保养，也不会直接找你说，因为他们觉得你这家医疗院所是大众的医疗美容机构，不会进行这么细的服务。

韩国做的是医美跟手术经济，你来的话，没得谈，做个脸，做个鼻子，定价多少就是多少钱，要做就做，不做拉倒，你不做隔壁还有，就像买

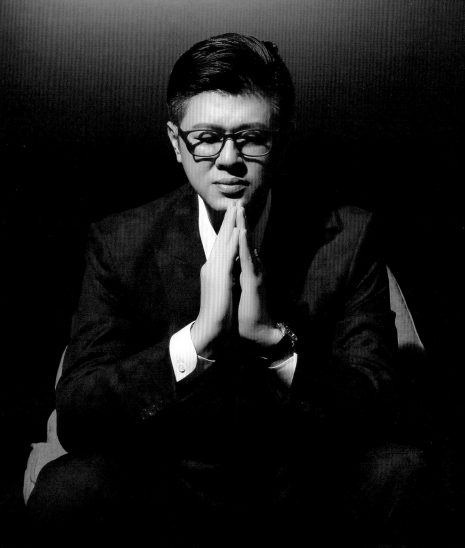

变美，
做对一次不如一次做对
—— 林立荃

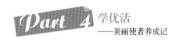

东西一样，比较冰冷的方式。很多人到韩国去，会觉得非常不舒服，后续的服务也没有，觉得太受委屈，出了问题和纠纷也没人管。

大陆市场借鉴参考了台湾地区的医美模式，形成了自己的特色，即团队式的美容市场营销模式和消费者互动。

在大陆的服务团队中，我们也在不断创新，比如超模经纪人模式，就是我们的一个原创。我们机构和很多渠道都建立了多种合作模式，渠道直接面对消费者，怎么让顾客最直观感受到我们的服务水准及效果呢？

一般的医疗院所、连锁机构做很多广告，吸引顾客到医疗院所去。所谓渠道模式，跟一般的直客模式不同，美容院、俱乐部、机构等都有自己的会员，他们可以直接接触到这些客人，把他们带到医疗院所来。我们做医疗美容行业，不仅要提供医疗，必须要有身心灵上的建构和沟通，必须要去了解，比如顾客为什么选美容院，因为美容院不仅提供优质的服务，还提供了很多机会，例如让你倾听他们内心深处的话语，无论是金价下降，还是柴米油盐酱醋茶，总归有一个互动的地方。这是在医疗上没有办法取代或者解决的问题。

在渠道模式中，人与人的相处，心灵上的东西是不能被取代的，这也是我们非常看重的地方。顾客不只是追求脸部、身体上的改变，心灵上必须要有一些负面情绪的出口，正能量的输入和正确的观念引导，这样的人生才能平衡。

超模经纪人的意义体现在以下两个方面。

第一，影响你的顾客。让他们觉得你的脸是操作过的，可以看到操作的自然度和安全度，由顾客自己去问："这张脸是哪儿做的？怎么做得这么自然？为什么是这个时代的趋势？"以这种形式来引导顾客产生新的兴趣。

超模本身是千人千面，甚至有些超模长得并不好看，但有她的气质，同样大受欢迎。这个世界必须要多姿多彩。有人觉得不好看，是因为对美的观念并没有那么豁达。如果只是对现在片面宣导的美产生兴趣，就会做出一些不太理智的事情。一旦对美的定义有了全面的理解，其实也不会要求一定要做太多的改变，做自己就好了。

比如，很多超模都是单眼皮，而不是双眼皮。顾客会发现，原来，人家对世界级的美的定义，有不同的角度和诠释，必须要从自己的定位出发，才不会把自己搞得乱七八糟。一定要提醒顾客，也提醒超模经纪人往这方面引导，要树立打造千人千面的正确观念，不需要太过度。

第二，让顾客感受到正确的美容和追求，是一种怎样的心态。超模经纪人就在顾客身边做展示。

总之，希望这种模式能帮助到一些从业者，进而惠及更多的顾客。

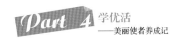

　　除了超模经纪人，我们也开设了幸福学堂，提倡人美、心美、生活美。智慧地解决顾客美的问题，聪明地解决脸部的改造、身体的改造，包括顾客的语言、行动、习惯等都有美丽的气质。而美容院、俱乐部，能够让顾客宣泄、倾诉，这是最直接了解顾客的方式。

　　医疗美容的发展非常快速，很多的美业从业者，甚至渠道，把一些顾客带到非常多的医疗机构合作，这其中会有很多好的结果，但也有很多不好的，伤了顾客，甚至令其对医疗美容产生了误解。他们想再介绍顾客到比较好的机构，根本无法对顾客开口，心里很纠结。这时，需要找到一个切入点，才可能重新认识，重新学习。比如，我们的幸福学堂、学术会议、专家论坛等，都可以让顾客接触。

立马颠覆：

变美的思维导图：安全、安心、安稳。

　　作为一名医师，尤其从美业从业者的角度，我非常希望帮助爱美人士安全地变美，安心地操作材料，安稳地让皮肤进行修复。安全、安心和安稳，是我们在做脸部跟身体的美型操作时最基本的要求，是每一位医疗业者希望给予顾客的，也是对爱美人士逐美实践的回馈。

　　然而，承担美丽责任的我们，除了确保操作层面的"安"，也要引导顾客建立消费理念的"安"：正确地思考，审慎地选择，果敢地行动。

　　在医疗美容这个快速发展的新兴行业里，消费者是需要引导的。首先，我们要强烈呼吁：变美，做对一次不如一次做对。这是带领顾客进行一种消费理念的思考。

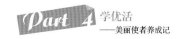
顾客有变美的欲望，想去尝试，那么，是先去做，做很多次，再找到适合自己的，还是了解透彻以后，一次就做对？有了这样的思考，消费者就提高了警惕，踏出第一步就很谨慎，会进行充分地了解，争取一次做对。

做了功课，了解清楚以后，下一步就要做选择了。怎么选？这时，可以告诉顾客第二个理念：做你皮肤需要的，不要只做你想要的。听了这句话，顾客就会思考，有些东西可能不是他们皮肤所需要的，而是自己内心的欲望使然。这样一衡量，就比较容易做出正确的选择。

做皮肤需要的，第一就是延缓皮肤老化，第二是让皮肤能够归位，第三让皮肤能够同步得到帮助。了解跟诊断皮肤的松、垮、凹，给皮肤松的地方做一些深层的筋膜组织的支撑，垮的地方给予软组织的补充支撑，凹的地方进行微少的补充或填充。

抗老化、独特美、皮肤越来越好，是引导顾客思考的又一个理念。医疗美容，首先考虑抗老化的功能。在延缓皮肤衰老的同时，再修补皮肤的每一寸肌肤，把个人独特化的美按照顾客皮肤可以承受的材料进行打造，让其具有辨识度。当皮肤回到年轻时的状态，再进一步正常修复，加上日常的恰当护理，皮肤就会越来越好。而且，以后深层修复会越来越少，补充也越来越少。

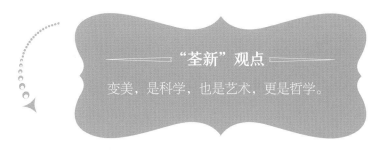

"荃新"观点

变美，是科学，也是艺术，更是哲学。

作为一家商业化运营的医美机构，自然会考虑盈利的部分，但在提供专业的市场服务背后，我们希望更多地回馈社会。我经常提醒团队的每一位成员，医疗美容机构必须有一种崇高的境界，而不是只会谈钱的市侩行为，必须要做对顾客有益、对社会有价值的事情。追求这种境界，不是空洞的理论。我们将其落实在日常工作的三个层面中，跟担负的责任相关联。

第一，对顾客的宣导与提升。除了日常宣导、会议上的宣导之外，最有特色的便是我们的幸福学堂，会请到很多内心成长方面的专家学者，从思想上、言语上、行动上、习惯上、人格特质上去提升自己，达到人生境界上的升华，真正让顾客安全、安心、安稳地变美，同时人美、心美、生活美。

第二，对美容业者的提升。医疗美容机构很多的合作对象是美容院。除了请美容院服务医美的顾客以外，还可以辅助美容院从生活美容升级到医学美容，让他们更上一层楼。超模经纪人模式，就是我们在这方面的一种创新。筛选一批美容院里深具影响力、服务质量好的美容师，帮她们打造漂亮的面孔，教授一些医学美容知识，培训服务客人的重点等。生活美容的从业者，正确地了解了医学美容，就不会选择其他不了解的机构，也是对他们服务多年顾客的一种负责。

第三，行业的自律、自省。我们的诊所会常规性地举办一些学术交流会，邀请国内外的精英学者、博士教授来共同研讨。在会议资料上面，有这样一段话："材料不断进步，是加分不是取代；技术不断精进，是本分不是忘本；注射线雕解剖，是基础不是门派；销售服务医疗，是境

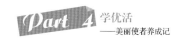

界不是市侩；敞心交流，严格把关，谦卑学习；不杀廉价，德术口碑，回归医疗。"之所以在同仁研讨会上，分享这样一种感悟，也是希望在医疗美容这个不断挑战、极其细心的行业里，我们在各个环节上不要迷失自己，不要忘记医者的身份，不要骄傲自满，不要躲在闭塞的角落，更不要因金钱或者名利上的所得，让自己良心不安。

材料不断进步，是加分不是取代。材料的研发与更迭，时时都在进步，但不要一种新的材料出来了，就忘了以前的材料，一股脑把新材料全部用在顾客身上。对新材料必须要充分了解，复合式配合使用，适当地用在被诊断需要的皮肤上。

技术不断精进，是本分不是忘本。谦虚使人进步，骄傲使人落后。医美行业发展迅速，技术的不断精进，是对从业者的职业诉求。不能因为取得了一点成就，便不可一世，让自己越来越不虚心和谦卑。

注射线雕解剖，是基础不是门派。术业有专攻，医师的禀赋不同，有人擅长注射，有人擅长线雕，有人擅长解剖，很多医师都有自己的强项，但医美的项目要融会贯通，不是讨论哪一门派最厉害，否则很容易误导顾客，以为找到某个医师，运用某项技术，就可以解决全部的问题。

售后服务医疗，是境界不是市侩。这是提醒我们医师、医疗业者，还有医美行业的老板，有自己医德的坚持跟展现的准则。怎样在销售里面体现医疗的满意度，怎样在医疗里面呈现服务的满意度，怎样在服务里面有金钱的回馈等，要有一种相对较高的境界，而不是操作给钱那样冷冰冰，更不能为了钱不择手段。

敞心交流，严格把关，谦卑学习，不杀廉价，德术口碑，回归医疗。尽管你的技术再精湛，你用的材料再安全，但是，你的德、术、口碑还是最重要的。所有的问题跟处理，都要回归医疗，真正展现一名医师该有的德行。

在医疗消费理念的宣导上，口号性表达很直接，朗朗上口，易于传播和记忆，能让顾客正确思考与选择，也督促我们医师回到医疗的初衷。在这个快速发展的年代，不断有新事物向我们挑战，大家互相切磋与交流，整个行业才会进步。

我们举办学术交流会，或者在其他一些场合，不断把这些概念、理念宣导的感悟跟大家分享，也是在提醒自己，时时自省。中国传统文化提倡"己所不欲，勿施于人"，西方注重"换位思考"。医师要视病犹亲，把病人当做自己的亲人看待。作为医美从业者也要有这样的思考：很多

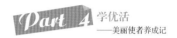
东西顾客是否需要，能否承受？我们常常把这些材料用在自己身上进行测试，记录感受。疼痛感如何？材料有哪些变化？几乎每一种材料我都要在自己身上测试一下，甚至家人也会被作为测试对象。这是我希望传递的一种态度与理念，与更多的医美从业者共勉。

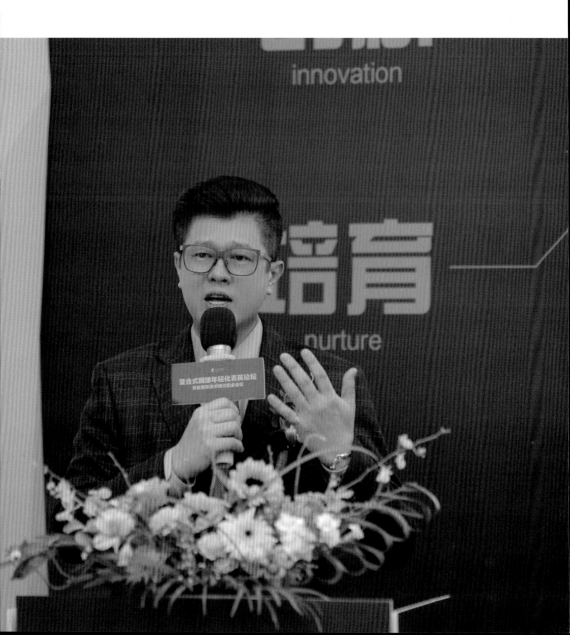

立马颠覆：

人是一个整体，变美也是一个整体。

  我的求医经历跟台湾地区的文化背景息息相关。常听人说，新加坡最聪明的人当政府职员，中国台湾地区最聪明的人当医师。台湾地区尚医的倾向由来已久。日本统治台湾时期，本地人从政被限制，许多有识之士便选择了"三师"——教师、律师、医师。因为收入好，社会地位高。

  台湾地区的医学体系偏西方，进修一般要到欧美国家，但在我的意识里，解决疾病问题，一定要在本土学好医学。所以，便坚持在台湾地区学医。

  台湾地区最好的医学院是台湾大学医学院。在台大学习期间，才发现台湾地区医学的一大特点——必须要

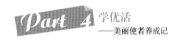

掌握全科。除了学习内、外、妇、儿四大科外，还要选两到三门学科，我选学了骨科、皮肤科和急诊科。这三科既有外在的衔接，也有内在的逻辑，骨头在最里面，皮肤在最外面，最综合的是急诊。

我在台湾大学医学院攻读了7年，掌握了至少7门学科。除了繁重的学习压力，还需勤工俭学。所幸台湾地区的服务业很发达，我在酒店兼职端盘子赚小费，收入比一般白领的工资都要高。学业的艰辛与生活的磨砺，更让我坚定了信念，做一名有社会责任感的医师，不管面临什么境遇，碰到怎样的诱惑，都需要专业素养、品德、毅力、执着与坚持。

在台湾地区，医学院毕业后必须先考取全科的医师执照，然后依照个人兴趣，再钻研一个专科科目，考取专科医师资格。这与大陆医师执业的制度规范不同。举例而言，在大陆搭火车遇到产妇生孩子的情况，如果不是妇科医生帮忙接生，一旦出了事，医生可能会被告上法庭。而在台湾地区，每一位医师都接受过各科训练，即便是皮肤科医师，也可以接生。台湾地区医学系偏向欧美，比较强调医师的综合能力，这与大陆侧重专科能力的培养方式不同。

大学毕业后，我拿到了全科的资格，由于长期关注女性的身体健康及心灵成长，便选择了成为一名妇科医师。后来，进入医美行业，攻读了安徽医科大学皮肤医学硕士学位和黑龙江中医药大学医学博士学位，不断地让自己成长、成熟，以便更好、更全面地为爱美人士服务。

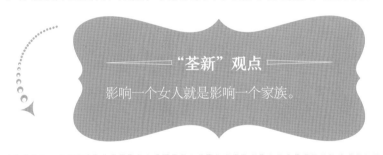

"荃新"观点

影响一个女人就是影响一个家族。

之所以步入医学殿堂，深入研究女性领域，还有一份特殊的使命感。这与我的母亲有关。

上中学时，母亲时感身体不适，胃很闷，肚子胀胀的，去医院检查，医师说是胃病，开了不少治疗肠胃的药。过了两年，母亲的肠胃病依然没有好转，肚子却一天天大起来。最后，转到妇产科，一系列的检查下来，竟确诊为卵巢癌晚期，全家人都悲痛不已。

当时，母亲马上被安排手术，但医师打开腹腔一看摇摇头。肿瘤细胞扩散到了整个腹腔，器官因为严重粘连无法手术切除，只能再缝合。几次痛苦的化疗之后，她的各项指标也反复变化，便不想再住院，只好回家。

身体的巨大痛苦，折磨得母亲异常憔悴，但她依然微笑地面对我们。那时的自己，除了好好学习，做好为人子的本分，实在爱莫能助。那种无力感至今想来依然使我感到沮丧。

有一天，母亲把我叫到身边，淡然道："立荃，家里的事情，以后就交给你了。要照顾好弟弟妹妹。"

我们都知道那一天会到来，但是谁都不愿意提及。母亲好像很随意的一句话，却触碰了我最脆弱的那根心弦。

"妈，不要胡思乱想，你会好起来的。"我忍住眼泪，微笑地回应她。

母亲的脸上一片祥和，她接着说："我想和你商量一下，以后，如果你愿意的话，可不可以帮助像妈妈这样的人，不要让类似的事情再发生，让她们都能生活地很美丽，很幸福。我希望有人去告诉这些女性，必须要注意她的身体，必须要多了解，找到一些医师朋友，让自己的生活有不一样的结果。"

那一刻，我没有立即答应下来，总感觉我还有大把的时间与母亲共度，

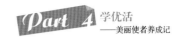

没料到她会那么快撒手人寰。

母亲去世时只有 49 岁。我一下子懵了，除了钻心的痛楚，一直在问："为什么会这样？我能做些什么？人生该怎么努力？"

这时，我想到了母亲的嘱托。她不是希望我对女性医疗有所贡献，避免更多人重蹈覆辙吗？怀此想法，我选择了医学。

母亲的遭遇，正是因为医师对患者的信息不对称，而产生了一些遗憾。这也敦促我时刻提供该有的医德、技术和资讯，让消费者了解透彻，然后让她做选择：想过怎样的人生？

母亲过世时，还没有这么多的预防医学以及身体疗病的教育。作为医师，我希望尽自己的一份力量，把一些医疗知识与理念，于潜移默化中影响、感染更多人，去关心自己的身体，关照自己的内心，这是我们所有医美理念的初衷。

医学上，会把人当成整体去看，医美领域也是如此，包括外在与内在都有所涉及。极光美学看似是对美容外在观念的推广，其实里面有很大一部分是预防保健，是身心灵层面的追求，印度、中东或者美国等地都有很多类似的课程。

女性又分病患与非患者，生病时我们针对疾病进行检查与治疗。但病患毕竟是少数，我们要教育或者帮助更多女性，必须从没有病开始，这样影响面会更大。比如年轻的女性，刚刚结婚的，生完小孩当母亲的，当祖母的，不同的生命阶段，身体和心灵都有许多变化。对此，我们可以整体辅导与提升。

让女性在追求外在美的同时，看到身心灵的成长，进而对预防保健越来越重视，这就把母亲对我的期许具体化了。这段心路历程鼓励我继续走下去。

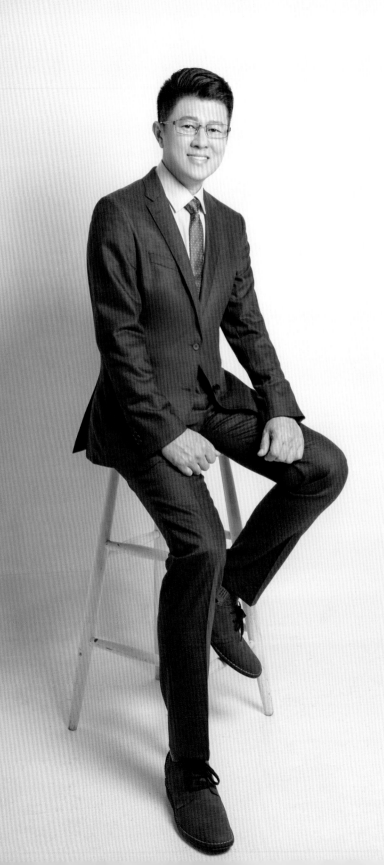

母亲

——泰戈尔

我不记得我的母亲

只是在游戏中间

有时仿佛有一段歌调

在我玩具上回旋

是她在晃动我的摇篮

所哼的那些歌调

我不记得我的母亲

但是在初秋的早晨

合欢花香在空气中浮动

庙殿里晨祷的馨香

仿佛向我吹来母亲的气息

我不记得我的母亲

只是当我从卧室的窗里

外望悠远的蓝天

我仿佛觉得

母亲凝注我的目光

布满了整个天空

如何让看上去
很累的年轻女性精神焕发？

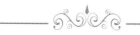

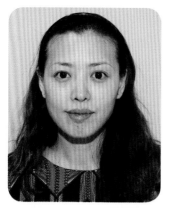

Jenny 的困惑

最近，常有同事关心地问她："Jenny，你是不是很累？注意休息啊！"

Jenny 一向人缘好，很得领导与同事的信赖与喜欢。她也感激大家的关心，但听多了心里总不是滋味。

学生时代，作为系花的她风光无比，那深邃的轮廓与立体的五官，让她走到哪里都能赢得艳羡的目光。凭借出色的外在形象，在毕业招聘会上，她"过五关，斩六将"，被某世界著名品牌聘为销售人员。

更可贵的是，有才有貌的她，还异常勤奋。很快在销售新人中脱颖而出，业绩总是名列前茅。

Jenny 的身边一直不乏追求者，靓丽的外形与优秀的职场表现，也让她收获了一份美满的爱情。步入婚姻后，面对柴米油盐酱醋茶的烟火气，她逐渐意识到，要经营好家庭，同样需要付出不懈的努力。而随着经济形势的变化，工作上的压力也与日俱增。曾经大家心目中的"女神"，逐渐走下神坛，失去了往日的光彩。

Jenny 不觉扪心自问："我还没到衰老的年纪，为何已显出疲态？即使睡得再饱，看上去还是没有精神？我多么希望自己可以精神抖擞，重新找回那个神清气爽的模样！"

带着这份疑惑与期许，Jenny 找到我们，寻求帮助。

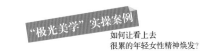

Jenny 的保养误区

经过与Jenny的深度沟通，我们了解到她具体的生活与工作状况，也发现了她在保养方面存在一些误区。

随着年纪的增长，岁月总会在脸上留下一丝痕迹。各方面的压力袭来，曾经光鲜的少女面庞已然逝去，她便将保养品当成了挽救皮肤的救命稻草。保养品越买越贵，然而皮肤的改善并没有如她所愿。

殊不知，生活与工作的压力令自然流失的胶原蛋白无法顺利自行合成，即使涂抹昂贵的保养品，也只能停留在表面，无法改善压力所带给肌肤的破坏。

面对"看上去很累"的女性患者，一般的医美诊所通常会诊断为"泪沟"，建议在"泪沟"处施打玻尿酸，于两颊处施打肉毒杆菌素，以此来让脸变小，使整个人变年轻。

听了这样的建议，Jenny 说："看来要想从根本上改善皮肤状况，还是需要你们专业机构的帮助。是不是把泪沟的地方处理一下就好了？"

没想到，刚走出保养误区的 Jenny，又不经意间步入了另外一个误区。

这样的做法真的妥当吗？

要知道，不当的外力"填充"，有可能让 Jenny 的皮肤承受更多的负担，反而更易压垮她的皮肤，提早下垂。事实上，Jenny 的"累"，只要适当"补充"皮肤所需营养，即可达到她想要的效果。

Jenny 的"极光美学"运用

经过一翻专业评估，我们发现 Jenny 的皮肤状况就像用久了的枕头套，只是表面变旧、变黯沉，但里面的枕心并无大碍。也就是说，Jenny 的皮肤只是因压力大与不当保养造成了不美观，并未产生松、垮、垂的问题。

针对这种皮肤状况，采取的首要措施是，让保养疗程能突破表皮层，有效进入真皮层，让皮肤恢复健康的自然运转机制，通过代谢自动更新，就能恢复青春光彩。

由此可见，突破表皮层，为美容加分的医学美容疗程——"定格美颜"才是 Jenny 真正需要的疗程！这便是引导顾客，做她们皮肤需要的，而不是她们脑袋想要的。

每 3 个月一次美容保养疗程，让美微素深入真皮层的"定格美颜"，不但能帮 Jenny 改善疲惫的状态，实现减龄的效果，还能进一步通过正确的、固定的定格美颜保养，预防老化，不让"松、垮、垂"上身。

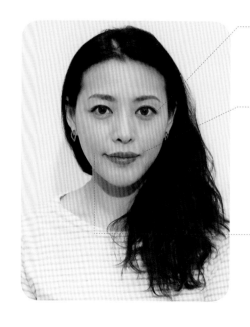

泪沟改善

借助美微针与美微素的刺激，深入真皮层做再生修护。

两颊松垮改善

借助美微针与美微素的刺激，深入真皮层做再生修护。
仕几个点补充些许的肉毒杆菌素做固定支撑（非填充），当肌肤恢复健康状态，自然变紧实，脸蛋自然就变小啰！

肌肤黯沉改善

借助光热能（点阵激光或脉冲光）深度刺激皮肤，加强真皮层各类组织的活化，促使大量胶原蛋白的新生和皮下微循环的再生修护。

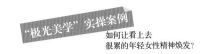
Jenny 的定格美颜三部曲：

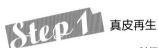

真皮再生

利用美微针让真皮再生。

透过零热能或微热能，深度刺激皮肤，使真皮层产生极细微（几乎没有感觉）的损伤，让皮肤的纤维母细胞生长，促使生长因子释放而产生大量新的胶原蛋白。

皮肤提升

适当补充，提升皮肤健康，并稳固支撑点。

让真皮层新生的胶原蛋白固定在没有下垂问题的部位，皮肤在外观上就会有立即改善的效果。

对症下药的补充

补充需要的美微素。

针对耗损程度不同的皮肤进行不同比例与成分的补充，渐进式地让每寸肌肤都能得到改善，从根本上解决皮肤保养的盲点，让保养不但真正有效，而且更有效率。

除此之外，也可视具体需求，增加"PRP + PPP"补充疗程，或补充各类加浓的"强化美微素"。 ➡

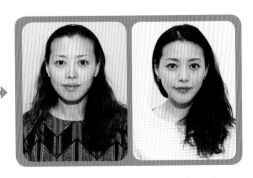

经过专业团队的诊治，Jenny 又重新找回了那个健康而精神焕发的自己，对未来，她又平添了几分乐观与自信。

231

肌肤状况不佳的年轻女性
怎样拥有好肤质？

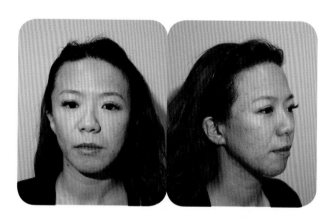

小惠的苦恼

小粉刺、痘痘、痘疤、法令纹、肤色黯沉、两颊凹陷、肌肤松弛下垂……这简直是女孩儿们的噩梦！更别提马上要当新娘的小惠了。

"手里金鹦鹉，胸前绣凤凰。偷眼暗形相，不如从嫁与，作鸳鸯。"小惠喜欢晚唐词人温庭筠的这首小令《南歌子》。她心里一直默默祈祷，有一天能穿上婚纱，与男朋友步入婚姻的殿堂。

可最近，小惠喜忧参半。喜的是，她作为某集团的英文秘书，由于工作能力突出，屡获嘉奖。忧的是，脸上不明原因地狂冒痘痘，看着镜中的那张脸，感觉越来越不像自己了。这让向来自信满满的她，心里忐忑不已，性格也变了不少，甚至连镜子也懒得照了。直到男友当众求婚，这才给她一股莫大的动力，重燃希望。她最期待的，便是尽快改善自己的肤质，披上婚纱，做最美的新娘。

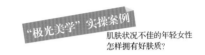

小惠的保养误区

小惠将自己的苦恼一股脑地倒了出来，人也显得轻松了许多。在我们前期的沟通与专业测评中，同样发现了她在保养上存在着诸多误区。

比如，平时对小粉刺的不当处理，演变成了痘痘与痘疤的持续发生，让原本美丽的脸庞再也清秀不起来。

而肌肤状况越有问题，就越想要遮掩。白天厚厚的妆容，让皮肤没有喘息之机；到了晚上，本以为擦些保养品会让皮肤变好。没料到，这反而会雪上加霜。表面的涂抹，无法深入真皮层挽救肌肤健康。而肌肤一旦失去健康，不只表面变得黯沉，松、垮、垂等老化现象也会跟着出现，这让小惠看上去比她的实际年龄大了不少。

她也曾到医美诊所咨询过，得到的建议大多是"脉冲光＋玻尿酸填充＋肉毒杆菌素施打"，甚至有人叫她磨皮、垫下巴。小惠不想变成"样板美女"，因此打消了做医美的念头。但是，她的皮肤状况一直没有得到改善，如果不处理的话，只会越来越糟。眼看婚期临近，她不得不"直面"自己的皮肤状况。

小惠的"极光美学"运用

小惠的皮肤状况，已呈现轻度的松、垮、垂问题，因此需要更精细的疗程规划，一次性彻底解决。好比枕心已变质发黄，如果只更换枕套，做表面功夫，只能骗自己几天，枕心的问题仍然没有得到改善。只有从里到外彻底改善，才能做到真正有用的"面雕"，也就是"极微雕"。

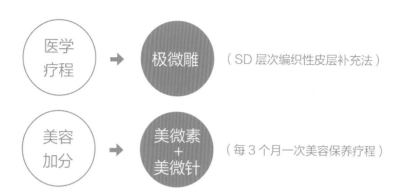

医学
疗程 ➡ 极微雕 （SD 层次编织性皮层补充法）

美容
加分 ➡ 美微素
＋
美微针 （每 3 个月一次美容保养疗程）

　　每 6 个月接受一次"SD 美颜"疗程。在此疗程中，渐进式地让脸部最主要的轮廓和软组织支撑点都得到充分的强化，不仅脸部立体感和饱满度得到改善，各部位不同程度耗损老化的肌肤也得以抗地心引力的提拉性再生和修护。

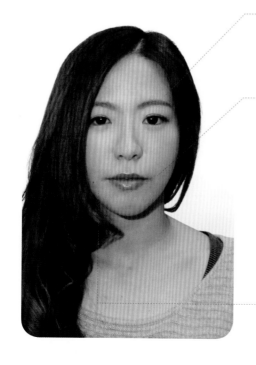

眼尾松弛提拉

采用深层埋线法，加强两侧的头皮筋膜支撑，支撑点稳固，才是有效提拉。

促进脸型下半部的循环

苹果肌变松，挤压法令纹、嘴角及木偶纹，导致脸部血液循环不良，造成老化现象。用可吸收性注射材料加强鼻子和下巴的轮廓支撑，以中大分子玻尿酸加强脸颊和法令纹软组织的支撑。
解决松、垮、垂之后，再加上量身订做美微素与美微针的复合式疗程，不用外力整形，自动变小脸。比例对了，下巴也会变尖。

痘痘与痘疤的治疗

利用光热能实现破坏后的重建，再辅以美微素的深层调理。

○━ 极微雕的终极目标——形成皮肤的正循环

1. 抗老化

透过修护皮肤支撑点有效提拉，只补充、不填充，真正回春。

2. 好肤质

皮肤紧实后，循环变好，再搭配光热能温和刺激，并适当
补充美微素（皮肤美容所需要的微少元素），让肤质得到
提升，好气色自然来。

3. 独特美

依照个人先天的脸型条件，全面性、整体性地加强修饰，
雕琢出个人的独特美感。

极微雕的实操特点
——真正延缓老化的复合式疗程

量身订做复合式疗程前，首先要针对各年龄层的肤况、保养方式甚至生
活作息，以及各皮层的健康状况进行诊断，才能对症下药地改善肌肤状态，
达到延长保养的效果。

运用极微少的刺激与充分美微素剂量的补充来定住青春容颜，使皮肤各
部位同步自愈，让新陈代谢正循环。若想进一步对抗地心引力，则可采用"层
次编织性皮层补充法"，针对各皮层的不同损耗来给予补充。

皮肤的结构颇为复杂，不能凭借一种光或某些注射材料，就想百分百达
到求美者的期望。最正确的保养方法，乃是复合式的、皮肤真正需要的疗程！
可能涉及酸类疗程、注射疗程和光疗等。

让医师、皮肤和求美者自己形成最默契的团队，才能赢在变美的起跑线。

除此之外，也可视具体需求，增加"PRP + PPP"补充疗程，或补充各类加浓的"强化美微素"。

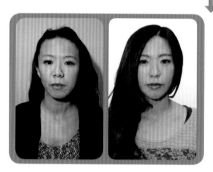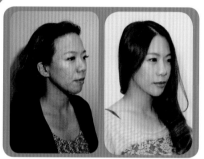

一次做对
的小叮咛

　　以前，人们喜欢某位明星，是将他们美美的照片贴在墙上欣赏。现在，却是不惜巨资把自己整成偶像的模样。想要长得和偶像一模一样的整形控，各国都有。美国就曾有个年轻人花了 350 万美元，要把自己整得和小贾斯汀一样。在门诊时，我也经常遇到这样的顾客。他们拿着明星的照片，要求这个部位像某个大明星、那个部位要像另一个。

　　变美，是人人所渴望的，但不考虑自己五官天生的结构与皮肤当下的状况，就贸然进行不必要的疗程，不仅无法达到预期效果，可能还要花上更多的时间与金钱来修补。

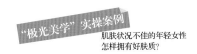

林立荃医师的两大"荃新独门"美颜术：

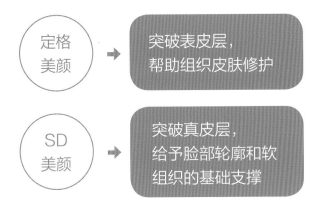

定格美颜 → 突破表皮层，帮助组织皮肤修护

SD美颜 → 突破真皮层，给予脸部轮廓和软组织的基础支撑

多年来，我一直提倡"变美，做对一次不如一次做对"的理念，不断颠覆大家对"注射填充"型医美的既定印象，大力推广"注射补充"的真正变美精神，就是希望爱美人士在变美的路上少走弯路。无论哪一个年纪，都能拥有积极、乐观的态度，享受健康、美丽又自信的人生。